Thomas Hardtmuth
Immunität und Individualität

Für Nova und Jan Felix

Thomas Hardtmuth

Immunität und Individualität

Was Kinder für ihre gesunde Entwicklung brauchen

Verlag am Goetheanum

von Tessin-Zentrum
FÜR GESUNDHEIT & PÄDAGOGIK

Der Verlag am Goetheanum im Internet
www.goetheanum-verlag.ch

2. Auflage 2025

Verlag am Goetheanum,
Philosophisch-Anthroposophische Verlage AG
St. Johanns-Vorstadt 19/21, CH-4056 Basel
info@goetheanum-verlag.ch

Bevollmächtigter in der EU im Sinne des Artikels 16 Absatz 1
der Verordnung zur allgemeinen Produktsicherheit GPSR:
ATHENA Verlag e. K., Mellinghofer Straße 126,
D-46047 Oberhausen, info@athena.verlag.de

Einbandgestaltung: Wolfram Schildt
Umschlagfotos: Thomas Hardtmuth
Layout & Herstellung: Mathias Maurer
Druck und Bindung: Jelgavas Tipogrāfija, Jelgava, Latvia

ISBN 978-3-7235-1741-3

Inhalt

Geleitwort

Äußerst informativ, übersichtlich und allgemeinverständlich legt Thomas Hardtmuth eine Pflichtlektüre vor für alle, die mit Kindern und Jugendlichen zu tun haben und sich für die Entwicklung eines gesunden, leistungsstarken Immunsystems interessieren.

In vierzehn Kapiteln, in denen wesentliche Aspekte aus den neuesten wissenschaftlichen Erkenntnissen dargestellt werden, nimmt er uns mit auf eine spannende Reise und zeigt auf, wie komplex, aber auch wie vielschichtig und differenziert das menschliche Immunsystem arbeitet – und dass es erst lernen muss zu arbeiten! Dabei spielt nicht nur die Ernährung und der Lebensstil eine wichtige Rolle und die Art und Weise, wie Infektionskrankheiten in der Kindheit behandelt werden. Die moderne Resilienz- und Gesundheitsforschung hat vielmehr auch offengelegt, in welch hohem Maß positive Gefühle, Neugier, Eigeninitiative und Selbstwirksamkeit unmittelbar immunstimulierend sind. Nicht nur auf körperlicher Ebene, sondern gerade auch auf seelischer und geistiger Ebene muss gelernt werden, sich selber abzugrenzen, sich von Abhängigkeiten zu befreien, die eigene Identität zu finden und sich bewusst und konstruktiv in das soziale Miteinander zu integrieren – und all diese Prozesse beeinflussen nachhaltig die Reifung der Immunkompetenz!

Was jedoch lange vernachlässigt blieb, sind die Einflussfaktoren, die zwischen dem Mikrobiom des Darmes (der sogenannten „Darmflora“) und der Gehirnphysiologie spielen. Bekannt ist, dass ein Großteil des Immunsystems auf die Verdauung hin orientiert arbeitet und das Gehirn wiederum sein eigenes Immunsystem besitzt. Was aber die Mikrobiom-Forschung der letzten Jahrzehnte herausgefunden hat, ist die Erkenntnis, dass die Entwicklung der beiden Systeme in enger Wechselwirkung stehen und sich in hohem Maß gegenseitig beeinflussen können.

Da der Text eine Fülle von aktuellen Untersuchungen enthält, die die geschilderten Zusammenhänge wissenschaftlich untermauern, fühlt man sich am Ende der Lektüre nicht nur gut informiert. Wer das Buch liest, fühlt sich auch tief menschlich angesprochen, seelisch erfrischt, durch neue Aha-Erlebnisse bereichert und motiviert, dieses Wissen in die Praxis umzusetzen.

Michaela Glöckler, im Juni 2023

Einleitung

Wir wollen das Immunsystem und seine Entwicklung von zwei Seiten beleuchten. Zum einen will ich zeigen, wie wichtig einerseits die Bakterien und Viren der Darmflora für die immunologische Reifung und damit für die Gesundheit der Kinder sind. Zum anderen werde ich auch auf die Psychoneuroimmunologie als die Lehre vom Zusammenhang von Gehirn, Immunsystem und Psyche eingehen. Das Immunsystem entwickelt sich also einerseits parallel mit der Darmflora, unserer Ernährung und all unseren Kontakten mit Mikroorganismen aus der Umwelt, andererseits steht es direkt unter dem Einfluss des Nervensystems und unserer psychosozialen Lebensverhältnisse. Darm, Immunsystem und Gehirn – alle drei Organe sind wechselwirkend eng miteinander verbunden.[1]

1 Der folgende Text ist die überarbeitete und stark erweiterte Fassung eines Vortrags vom 30.11.2022 an der Freien Hochschule Stuttgart. Der Vortragsstil wurde weitgehend beibehalten. Die Abbildungen und Grafiken entsprechen zum Großteil den präsentierten Folien. Genaueres und Quellenangaben zu den meisten zitierten Studien, auch einige wenige Textpassagen, finden sich in dem vom Autor verfassten Buch: Mikrobiom und Mensch, Salumed Verlag, Berlin 2021.

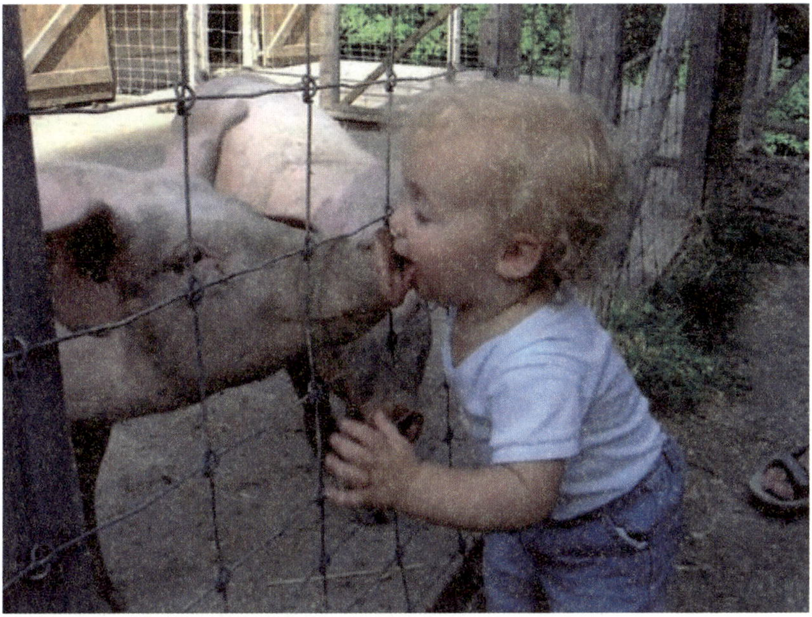

Quelle: http://lustigekinder.blogspot.com/2008/12/kind-schleckt-schweinerssel.html

Immunologische Entwicklung

Was sieht man auf diesem Bild? – Dieser kleine Junge widmet sich hingebungsvoll einer Schweineschnauze, an der ziemlich alles versammelt ist, was ein Bauernhof an Mikroorganismen bieten kann. Hygienebewusste Menschen wären vielleicht schockiert und würden sofort an so etwas wie Schweinepest oder andere ansteckende Krankheiten denken. Aber im Grunde ist das etwas völlig Natürliches.

Man kann sich einmal fragen, warum kleine Kinder alles in den Mund nehmen. Aus evolutionsbiologischer Sicht ist dieses Verhalten ein wichtiger und hoch sinnvoller Vorgang. Nach dem Motto „Wie schmeckt die Welt?" wird zunächst alles erst einmal probiert und dabei werden unzählige verschiedene Mikroorganismen aufgenommen.

Kinder brauchen den Kontakt zu Viren und Bakterien in Hülle und Fülle, weil sie durch diese Mikroorganismen in ihren ersten drei

Lebensjahren ihr Immunsystem und ihr Mikrobiom – so nennt man die Gesamtheit aller Mikroorganismen, die mit dem Menschen in Symbiose leben – ausbilden. Das sind ungefähr 50 Billionen Bakterien und etwa zehnmal so viele Viren, die auf und in unserem Organismus einheimisch sind. Dieses Mikrobiom bzw. Virom hat bei jedem Menschen eine hoch individuelle Struktur und bildet die Grundlage für die Entwicklung eines intakten Immunsystems. Ein gesundes Immunsystem braucht ein gesundes und möglichst vielfältiges, individuelles Mikrobiom, das – wie alles, was sich entwickeln soll – auf eine ständige Anregung angewiesen ist. Das gilt in der Pädagogik genauso wie in der Immunologie. Deshalb haben die kleinen Kinder auch etwa 15 leichte Infekte pro Jahr, beim Erwachsenen sind es im Schnitt nur 1,5 Infekte. Kleine Kinder haben häufig Halsweh, Ohrenschmerzen, Bauchweh, Rotznase, Husten – nahezu ein Dauerzustand der latenten Infektion. Sie brauchen diese mikrobielle Stimulation zur Entwicklung ihres Immunsystems.

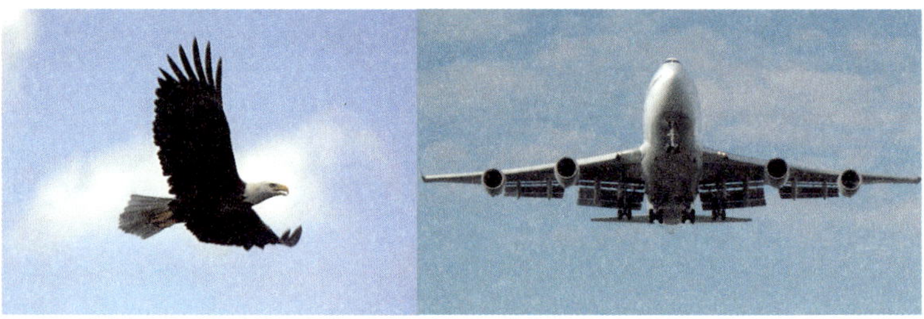

Quellen: wikicommons, NASA/Gary Rothstein – http://mediaarchive.ksc.nasa.gov/detail.cfm?mediaid=29963 / Adrian Pingstone/Air New Zealand Boeing 747-400 (ZK-SUH) arrives London Heathrow 17Oct2010 arp.jpg

Ich habe diese zwei Bilder ausgewählt, um zu verdeutlichen, dass wir zwar Flugzeuge bauen können, aber keine Flügel. Die Eigenschaften der Vögel können wir zwar imitieren, aber wir schaffen es nicht, die Flugfähigkeit der Vögel auch nur annähernd technisch umzusetzen. Ganz ähnlich verhält es sich mit dem Immunsystem. Marc Morris Davis, ein bekannter Immunologe in Stanford, sagt: *„Wir verstehen noch nicht allzu viel davon, wie das gesamte System der Immunabwehr*

funktioniert." Das liegt hauptsächlich daran, dass das Immunsystem so hoch komplex und individuell ist – genauso wie das Mikrobiom – und wie wir auf bestimmte Stimuli reagieren, das ist von Mensch zu Mensch sehr verschieden – und das gilt allgemein in der Natur: Je komplexer ein System aufgebaut ist, desto größer sind die Freiheitsgrade, die Spielmöglichkeiten, die dieses System zulässt.
Frank McFarlane Burnett, ein australischer Immunologe, der für die Erforschung des spezifischen Immunsystems den Nobelpreis erhalten hat, sagte einmal: *„Immunologie erschien mir immer mehr ein philosophisches als ein praktisch wissenschaftliches Problem zu sein."*
Man nennt das Immunsystem deshalb auch das biologische Selbst. Also das, was als unsere Ich-Funktion im kognitiven, im Erkenntnisbereich bezeichnet werden kann, stellt das Immunsystem im biologischen Bereich dar, aber mehr auf der unterbewussten Ebene.
Man muss sich eine Tatsache immer ganz klar vor Augen halten: Wir haben knapp vier Milliarden Jahre Evolution des Lebens hinter uns. In diesen vier Milliarden Jahren existierten 3,2 Milliarden Jahre nur Mikroorganismen. Alles, was wir heute an sichtbaren Lebewesen vorfinden, von den Pflanzen über die Tiere bis zum Menschen, hat sich erst innerhalb der letzten 600 Millionen Jahre auf der Grundlage des mikrobiellen Lebens entwickelt. Daher ist unsere gesamte Ent-

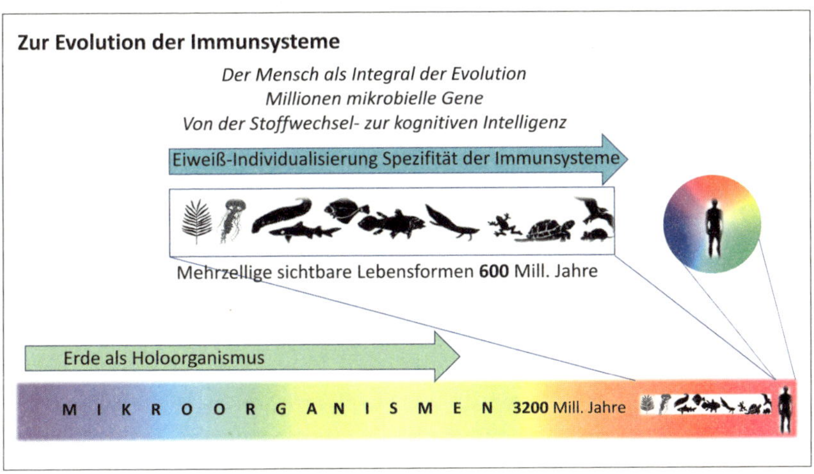

wicklungsgeschichte tief in diesen Urformen des Lebens verwurzelt. Warum hat sich die Evolution so viel Zeit nur für Bakterien und Viren genommen? Da ging es im Wesentlichen um die Entwicklung all dieser unglaublich vielfältigen Stoffwechselprozesse, in denen so viel Weisheit und Intelligenz steckt. Von dieser lebendigen Dynamik, die die Voraussetzung unserer Existenz bildet, hat der Mensch in der Regel überhaupt keine Vorstellung, kein Bewusstsein. Wenn es in der Genesis heißt: „*... und der Geist Gottes schwebte über den Wassern ...*“, könnte damit diese für den Menschen unfassbare Komplexität und Weisheit in den Lebensvorgängen gemeint sein, die sich in dieser langen Zeit entwickelten.

In jeder einzelnen Zelle laufen pro Sekunde 200.000 verschiedene Stoffwechselprozesse gleichzeitig ab, die nach Gesetzmäßigkeiten organisiert sind, von deren Verständnis wir noch meilenweit entfernt sind. Die Natur hat hier eine enorme Plastizität, Bildsamkeit, eine unerschöpfliche Vielfalt entwickelt. Es gibt Milliarden von unterschiedlichen Enzymen, Proteinen und anderen Metaboliten, die ständig umgebaut und je nach Lebenskontext verändert erzeugt werden. Mikroorganismen können nahezu alle Substanzen der Natur in ihren Stoffwechsel integrieren, sogar Gifte und Schwermetalle. Es gibt keinen Stoff auf dieser Erde, der nicht von Mikroorganismen bearbeitet und verwertet wird.

Mit dem Fortgang der Evolution haben sich die Organismen und damit auch ihre Eiweißstrukturen immer mehr individualisiert. Wenn wir heute Organe in einen Menschen transplantieren, muss das Immunsystem massiv unterdrückt werden, damit es nicht zu Abstoßungsreaktionen kommt. Je weiter man in der Evolution zurückgeht, umso unspezifischer werden die Immunreaktionen. Sie können einem Apfelbaum einen Zweig abschneiden und auf einen Birnbaum pfropfen; der Birnbaum stößt den Apfelbaum nicht ab, er nimmt ihn an. Da gibt es keine spezifische Immunologie. Wenn es technisch möglich wäre, könnte man auch zwei verschiedene Regenwürmer durchschneiden und zusammennähen, auch dann würde keine Immunreaktion auftreten, weil spezifische, adaptive Immunsysteme sich in der Evolution erst ab den Knorpelfischen langsam entwickelt haben. Eine Immunabwehr und mit ihr das Fieber treten erst mit den spezifischen

Immunsystemen der verschiedenen Spezies auf. Nur in der frühen Phase der Evolution sind die Immunsysteme relativ einheitlich aufgebaut. Sie sind angeboren, genetisch festgelegt, also nicht lernfähig. Fliegen lernen nichts, was nicht in ihrem Wesen liegt. Sie fliegen seit Jahrhunderten gegen Scheiben und realisieren nicht, dass es da nicht durchgeht. Diese Tiere sind nicht lernfähig. Und ähnlich ist es auch mit ihrem Immunsystem.

Für das Verständnis des Menschen ist es essentiell, dass man ihn als Integral der Evolution betrachtet. Es gibt den schönen Satz von Paracelsus: *„Die Natur besteht aus lauter Buchstaben und das Wort, das sie bezeichnen, ist der Mensch.“* Das muss man insofern wörtlich nehmen, als *die gesamte Natur als Veranlagung in uns integriert* ist, weshalb wir auch zu allem in der Natur eine Beziehung aufnehmen können – nicht nur zu anderen Menschen, auch zu Tieren, Pflanzen, Landschaften und Sternen, im Grunde hat jeder Mensch ein sehr großes Herz, in dem die ganze Welt Platz hat. Wir tragen sämtliche Fähigkeiten, die sich in der Tierwelt in hoch spezialisierter Form ausleben, potenziell als Veranlagung in uns. Alle Fabeln und Tiergeschichten, die wir den Kindern erzählen, leben von diesem grundsätzlichen Zusammenhang. Der Mensch teilt mit den Hunden 80 % seiner Gene; das ist aber nur die Außenansicht eines Tatbestandes, der auch eine Innenansicht hat – das sind die unzähligen Geschichten und Beziehungen von Mensch und Hund, die es seit Tausenden von Jahren gibt.

Auch der Mensch ist von einem Extrakt aus der mikrobiellen Ur-Biosphäre als Urform allen Lebens besiedelt, das ist unser Mikrobiom. Diese Mikrobiosphäre, die Essenz aus 3,2 Milliarden Jahren mikrobieller Evolution, lebt als integraler Bestandteil, als Organ in unserem Organismus. Es ist für das Verständnis wichtig, dass wir in diesen Wesen keine Feinde oder Parasiten sehen, sondern eine Art organgewordene Koevolution. Wir sind durchsetzt von Kopf bis Fuß mit Viren und Bakterien; sie leben überall auf unseren Schleimhäuten. Der Mensch hat ungefähr 200 Quadratmeter Schleimhaut-Epithel in seinem Organismus, das von diesen Wesen besiedelt ist – besonders die Lunge und der Darm haben sehr große Oberflächen. Die Bedeutung dieses „Ökosystems“ für unsere Gesundheit beginnen wir gerade erst langsam zu verstehen.

Dasjenige, das sich an Weisheit oder Stoffwechselintelligenz über diesen langen Zeitraum entwickelt hat, trägt der Mensch in sich, aber noch in einer anderen Form. Er hat es sozusagen auch als freie Intelligenz in sich. Also seine Intelligenz-Kräfte haben mit diesen Mikroorganismen etwas zu tun. Das zeigt die geheimnisvolle Darm-Gehirn-Beziehung, die in den letzten Jahren immer genauer erforscht wird und die viele Zusammenhänge zwischen dem Darm-Mikrobiom und unserer Psyche und unserer Denkfähigkeit ans Licht gebracht hat. Wir sind auf ein vielfältiges, gesundes Mikrobiom angewiesen, um gesund denken zu können.

Der Mensch hat 23.000 bis 24.000 aktive Gene, die ihn genetisch als Mensch auszeichnen. In unseren Därmen gibt es dagegen acht Millionen mikrobielle Gene, die funktionell in unseren ganzen Organismus integriert sind. Wir leben mit diesen Genen und brauchen sie für ganz bestimmte Entwicklungsprozesse, auch für unsere psychische Gesundheit, für unzählige Stoffwechselprozesse, für die gesunde Hirnentwicklung usw. Es besteht eine tiefe, enge Vernetzung der Mikroorganismen mit unserem Körper bis hinein in unsere psychische Lebensqualität und Denkfähigkeit.

Aktuelle Studien konnten zeigen, dass es bei jungen Erwachsenen einen Zusammenhang von Intelligenz mit bestimmten Darmbakterien gibt. Man sollte aber nicht dem Umkehrschluss verfallen, dass sich durch Zufuhr solcher Bakterien das Intelligenzniveau verbessern lässt.

Das zuverlässigste Kriterium für ein gesundes Mikrobiom ist die individuelle Vielfalt; das leuchtet auch sofort ein, wenn man bedenkt, dass mit der Artenvielfalt auch das Stoffwechselrepertoire und damit auch das Reaktionsspektrum auf veränderte Bedingungen zunimmt. Die Spielräume der Verhaltensmöglichkeiten erweitern sich und damit wächst auch die Intelligenz des Systems, was sich wiederum direkt auf das Immunsystem überträgt. Es ist wie ein Spiegel der mikrobiellen Aktivität. Ein lebendig-reaktionsfreudiges Immunsystem entwickelt sich an einem vielfältig aktiven Mikrobiom. Für unsere weiteren Betrachtungen ist diese Feststellung wichtig, dass Mikrobiom und Immunsystem in einer Beziehung stehen und sich komplementär entwickelnde Organe sind.

Vier wechselwirkende Ebenen der individuellen Verarbeitung von Außenwelt-Einflüssen

Das Immunsystem sollte nicht isoliert betrachtet werden, sondern in einem Kontext, weil es nur *eine* Ebene in der vielschichtigen Art und Weise darstellt, wie wir Umwelteinflüsse verarbeiten, wie wir mit Außenwelt-Einflüssen umgehen.

Das lässt sich auf vier verschiedenen Ebenen beschreiben:

Wir verarbeiten unsere Sinneseindrücke, unsere Wahrnehmungen und Beobachtungen auf einer *kognitiven* Ebene.

Auf der *seelischen* Ebene verarbeiten wir mehr die Gefühle, was man auch als emotionale Intelligenz oder Resilienz bezeichnet. Dazu zählen alle Formen von dauerhaftem Stress, schwierige Lebenssituationen, Konflikte, belastende Beziehungen usw., aber auch positive Erlebnisse, die uns stimulieren und motivieren.

Auf einer etwas tieferen Bewusstseinsstufe steht dann das *Immunsystem*, das alles feinstoffliche und mikrobielle Leben verarbeitet. *Wir verdauen* also nicht nur unsere Sinneseindrücke und die ganze Palette an Neuem, das jeden Tag auf uns einströmt. Mit jedem Atemzug nehmen wir auch zigtausende Bakterien und Viren in uns auf. Pro Tag sind das viele Millionen. Aber auch alles Atmosphärische im weitesten Sinne nehmen wir auf. Der Begriff *Atmosphäre* bezeichnet übrigens nicht nur Luft und Sauerstoff, sondern auch alles Seelische und Stimmungsmäßige, das wir mit „einatmen“, egal wo man hinkommt, sei es in einem Wald, in einem Supermarkt oder in einer Wohnung. Wenn man ein Gespräch führt, ist man mit seinem Gegenüber nicht nur von einer bestimmten Atmosphäre, sondern auch von einer gemeinsamen mikrobiellen Aura umgeben. Jeder Lebensraum hat wie jeder Mensch sein individuelles Mikrobiom; in einem Wirtshaus oder Bauernhof lebt eine ganz andere mikrobielle Atmosphäre als in einem Finanzamt oder in einem Schreibwarenladen.

In einer Untersuchung von weltweit gesammelten Schuhen konnte man anhand des mikrobiellen Abdrucks an den Sohlen mit 90%iger Sicherheit sagen, aus welcher Stadt die Träger stammen. Mit der Wahrnehmung all dieser einzigartigen Qualitäten an jedem Ort dieser Welt

ist unser Immunsystem ständig beschäftigt. Die Welt macht auf vielen verschiedenen Ebenen fortwährend einen Eindruck auf uns.
Das Immunsystem ist die Fortsetzung dessen nach innen ins Blut, was die Verdauung im äußeren Grobstofflichen im Darm ist. Bildhaft gesprochen: Jenseits der Darmgrenze geht die Verdauung noch weiter. Wir nehmen Substanzen auf, sie werden abgebaut, sie kommen ins Blut. Das Immunsystem ist auf der feinstofflichen, auf der qualitativen Ebene hoch aktiv. Mit dem Immunsystem nehmen wir all diese weitgehend unbewussten mikrobiellen Atmosphären und Qualitäten im Darm, in der Lunge, auf der Haut und den Schleimhäuten wahr; es ist also auch ein Wahrnehmungsorgan.

Wechselwirkende Ebenen der individuellen Verarbeitung von Außenwelt-Einflüssen

Kognition

⇅

Resilienz

⇅

Immunsystem

⇅

Verdauung/Mikrobiom

„Wir müssen in unsere Gesinnung aufnehmen, dass der Mensch ein individuelles Wesen ist, dass jeder Mensch anders beschaffen ist als der andere, und dass das, was für den einen heilsam für den anderen schädlich und krankmachend ist, ganz abhängig von seiner individuellen Beschaffenheit." R. Steiner (GA 57)

Für unser Thema bedeutend ist nun, dass diese vier Ebenen eng zusammenhängen und funktionell auf vielfältige Weise vernetzt sind.
Ein Beispiel zur Verdeutlichung: Die häufigste doppelte Diagnose, die es in der Medizin gibt, sind psychische Störungen in Kombination mit Verdauungsproblemen. Bei autistischen Kindern beispielsweise ist dieser Zusammenhang besonders ausgeprägt, weil ihnen der emotionale Zugang zur Welt fehlt; sie wollen das Seelische, das ihnen von den Mitmenschen entgegenströmt, nicht aufnehmen, verarbeiten

und beantworten. Die Mehrheit, etwa 70 % der autistischen Kinder, hat gestörte Mikrobiome und damit Verdauungsprobleme bis hin zu schweren entzündlichen Darmerkrankungen. Das gestörte emotionale Verhältnis zur Welt spiegelt sich in der Immunsystem-Mikrobiom-Beziehung wider.

Rund 20 % der Menschen leiden heute unter chronischen Verdauungsbeschwerden, in den allermeisten Fällen in Kombination mit psychischen, neurotischen oder zwanghaften Auffälligkeiten.

Alle vier genannten Ebenen sind hoch individuell und über vielschichtige Wechselwirkungen miteinander verbunden. Die Komposition des Mikrobioms ist bei jedem Menschen einzigartig, ebenso arbeiten die Immunsysteme wie auch unsere Gehirne hoch individuell; sogar jede einzelne Gehirnzelle hat ein einzigartiges Genexpressionen-Muster.

Für die Medizin bedeutet das: Der Mensch ist kein Standard-Organismus – ganz im Sinne Rudolf Steiners: „*Wir müssen begreifen, dass der Mensch ein individuelles Wesen und jeder Mensch anders beschaffen ist als der andere. Und dass das, was für den einen heilsam ist, für den anderen schädlich und krankmachend sein kann, ganz abhängig von seiner individuellen Beschaffenheit.*“ (GA 57)

In den letzten Jahren ist zwar viel von einer personalisierten oder individualisierten Therapie die Rede, man spricht auch von Präzisions-Medizin, aber diese Ansätze erschöpfen sich meist in der Stratifizierung von Krankheiten durch bestimmte Biomarker. Die Erfassung jedes einzelnen Menschen in seiner Einzigartigkeit, als eigene „Art“, wird dadurch noch nicht möglich. Die Definition des Selbst in der Wissenschaft umfasst heute die hochindividuelle Physiologie von Gehirn, Immunsystem, Genom/Epigenom und Mikrobiom, nicht berücksichtigt sind dabei die seelisch-geistigen, psychosozialen und biografischen Entwicklungslinien jedes Menschen. Der Psychosomatiker Markus Treichler bemerkte einmal, es gäbe so viele Formen der Depression, wie es Depressive gäbe. Jede Form von Standardtherapie, wie sie heute in unserer industrialisierten Medizin mit ihren einheitlichen Schemata für jede Krankheit praktiziert wird, zielt oft an der individuellen Realität des Menschen vorbei. –

Wir wissen heute, dass eigentlich jeder Mensch ständig Krebszellen in sich hat.

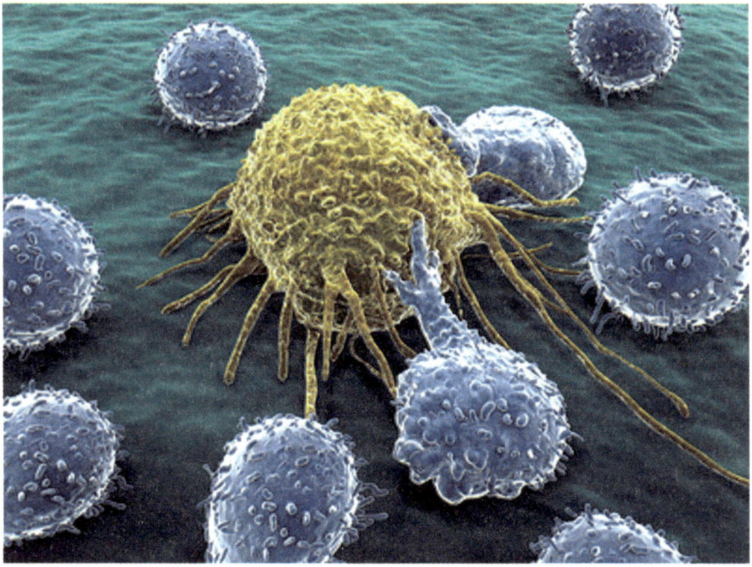

Dieses Bild zeigt, wie T-Zellen der spezifischen Immunabwehr eine Krebszelle (gelb) auflösen. Foto: AdopeStock/Juan Gärtner

Man hat zum Beispiel 200 Frauen obduziert, die bei Unfällen ums Leben gekommen sind. Bei genauer Untersuchung hatten rund 40 % dieser Frauen kleine Karzinomherde in der Brust. Diese Frauen waren zwischen 40 und 55 Jahre alt. In dieser Altersgruppe haben wir aber normalerweise nur eine Karzinom-Inzidenz von etwa einem Prozent. Man kann also auch Krebsherde in sich tragen, ohne krank zu sein. Ähnliche Erscheinungen kennen wir auch bei der Schilddrüse und der Prostata; weit über die Hälfte der verstorbenen und obduzierten älteren Männer hatten ein Prostatakarzinom, ohne davon zu wissen.
Der Mensch befindet sich in einem ständigen Gesundheits-Krankheits-Gleichgewicht. Es entstehen ständig Krebszellen in uns, ständig sind wir kontaminiert mit vielen Viren und Bakterien. Wir brauchen dieses, nicht zum biologischen Selbst gehörende Fremdleben in uns, damit sich das biologische Selbst in Form des Immunsystems überhaupt erleben und entwickeln kann, aber nicht in einem zerstöre-

rischen, sondern in einem individualisierenden Sinne. Wie wir die Nahrung nicht zerstören, sondern uns aneignen, so werden die vielen Mikroorganismen auf unseren Körperoberflächen nicht einfach eliminiert, sondern sie werden an unseren individuellen Organismus angepasst. Es besteht ein fließender Übergang an unseren Leibgrenzen vom mikrobiellen Fremdleben der äußeren Natur zum hoch individualisierten, „einheimischen“ Mikrobiom.

Aaron Antonovsky war der Begründer des Salutogenese-Konzepts und er sagte, der Mensch sei eigentlich wie ein Schwimmer, er schwimme in gewisser Hinsicht ständig gegen den Strom, und wenn seine eigene, aktive Tätigkeit nachlasse, werde er von der Strömung mitgerissen oder abgetrieben und verlöre seine Richtung. Genauso muss man sich Gesundheit vorstellen: Gesundheit ist kein Zustand, sondern ein permanenter Prozess, eine fortwährende *Tätigkeit.* Alles, was sich entwickelt, braucht einen Stimulus – das ist ein Naturgesetz. Wir brauchen den ständigen Stimulus durch ein Fremdleben – Viren, Bakterien, Krebszellen, aber auch andere Menschen, neue Erfahrungen usw. –, um daran unser tätiges Selbst zu erleben.

Das Gehirn als höheres Immunorgan

Fassen wir unser Gehirn als ein höheres Immunorgan auf, hat das für unser Menschenverständnis weitreichende Folgen.

Die psycho-neuro-immunologische Forschung beschäftigt sich heute mit dem Zusammenhang und den Wechselwirkungen von Psyche, Nervensystem, Gehirn und Immunsystem. Insofern hat Rudolf Steiner mit der im Folgenden zitierten Aussage die modernen Erkenntnisse in gewisser Weise vorweggenommen: Im Grunde „denken“ wir eigentlich auch mit den weißen Blutkörperchen, die im Wesentlichen das Immunsystem repräsentieren. Sie sind täglich mit unzähligen neuen Viren, Bakterien und Substanzen konfrontiert, die sie adäquat erkennen und verarbeiten müssen, sie lernen ständig an diesen Begegnungen und behalten diese auch im (Immun-) Gedächtnis.

Daher könnte man das Immunsystem als Vorläufer des Nervensystems betrachten. Evolutionsbiologisch heißt das: Alles, was heute Nervensys-

„Wenn ich nämlich das machen würde, dass ich einem Menschen, ohne dass ich ihn dabei töten würde, alle weißen Blutkörperchen wegnehmen könnte und die nun so hübsch, nachdem ich ihm zuerst das Gehirn herausgenommen habe, in die Schädeldecke hineintun könnte, dann hätte ich ihm aus seinen weißen Blutkörperchen ein Gehirn gemacht."

Rudolf Steiner (GA 347)

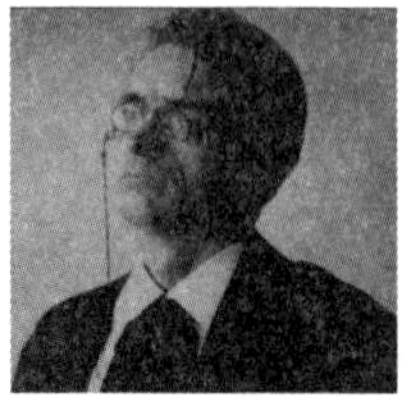

tem ist, war früher einmal mehr immunartig. Das hat mehr medizinische Implikationen als man auf den ersten Blick annehmen möchte. Unser Menschenbild verändert sich deswegen vollständig, weil das Gehirn nicht mehr als der Produzent der erlebten Wirklichkeit begriffen werden muss, wie es die gängige Vorstellung heute ist und zu diesem ewig rätselhaften Gehirn-Mythos geführt hat, sondern das Gehirn mit seinen vielen Hüllen lässt sich als ein maximal abgeschirmtes und gegen die Außenwelt isoliertes Organ verstehen, das uns ein zwar wenig vitales, aber dafür weitgehend weltunabhängiges Binnen-Leben und damit die Gedankenfreiheit ermöglicht.

Das Gehirn als weiterentwickeltes Immunorgan zu verstehen, ist für unser Thema essentiell und soll daher etwas genauer und ausführlicher betrachtet werden. Etwa 50 % unserer Gehirnzellen sind gar keine Nervenzellen, sondern das sind sogenannte Gliazellen. (Der Begriff ist abgeleitet von dem griechischen Wort glia für „Leim".) Früher nahm man an, diese Zellen würden lediglich ein Stützgewebe des Gehirns bilden. Nein, Gliazellen sind weiterentwickelte Immunzellen. Bis in die Details kann man heute nachweisen, was Rudolf Steiner mit seiner obigen Aussage angedeutet hat. Die Münchner Neurobiologin Magdalena Götz konnte sogar zeigen, dass aus den Gliazellen neue Gehirnzellen entstehen können.[2]

Wir kennen drei hauptsächliche Formen von Gliazellen: Mikroglia, Astrozyten und Oligodendrozyten.

Die Mikrogliazellen (s. Abb. unten re.) sind wie kleine Oktopusse, die mit ihren Armen im Gehirn herumtasten, und, wo immer irgendetwas

2 Vgl. https://www.br.de/fernsehen/ard-alpha/sendungen/campus/talks/nervenzellen-gehirn-entwicklung-forschung-campus-talks-goetz-magdalena100.html

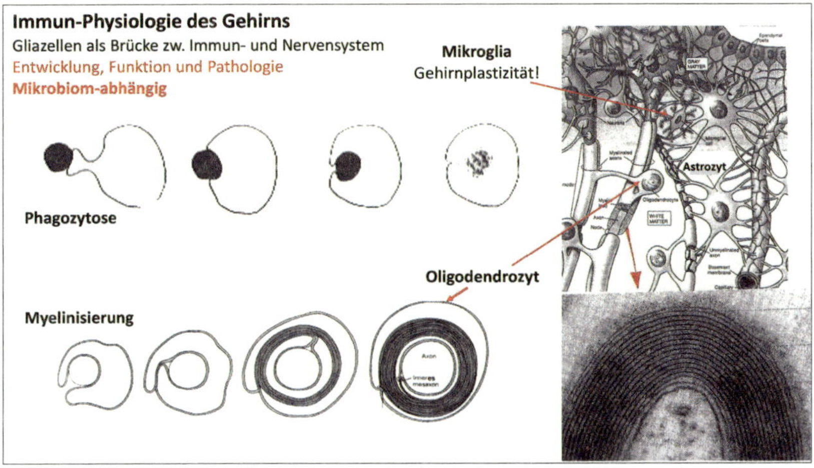

Grafik links unten aus: E.R. Kandel, J.H. Schwartz, T.M. Jessell: Principles of Neural Science, New York [6]*2021*

Krankhaftes auftritt – Blutgerinnsel, Infarktgewebe, Nekrosen oder auch Bakterien –, diese Herde abfressen. Zumindest war das früher die Annahme, dass dies die Hauptaufgabe dieser Gliazellen sei. Mittlerweile wissen wir aber, dass diese Immunzellen auch ganz wesentlich an der sogenannten Gehirn-Plastizität beteiligt sind, also an dem, was das menschliche Gehirn eigentlich besonders auszeichnet – seine unglaubliche Flexibilität und Variabilität und Lebendigkeit. Die Gliazellen sind eigentlich dafür da, dass wir zum Beispiel vergessen können: Bildhaft gesprochen: Diese legen ihre Händchen auf eine Synapse und schläfern sie ein. Das ist eigentlich das biologische Hintergrundgeschehen dessen, was man Vergessen nennt, dass eine Synapse, die im Rahmen eines Lernprozesses gebildet wurde, auch wieder stillgelegt werden kann. Denn es ist wichtig zu bemerken, dass der Mensch nicht nur lernen, sondern auch vergessen können muss.

Übrigens bilden auch die Immunzellen außerhalb des Gehirns Synapsen untereinander aus, über die sie kommunizieren und die einen ähnlichen Aufbau wie die neuronalen Synapsen aufweisen.

Die zweite Art der Gliazellen sind *die Astrozyten*. Auf der obigen Abbildung spannt sich so ein Astrozyt zwischen der Blutader (rechts) und einem Nervenfortsatz aus und stellt hier einen immunologischen Wächter zwischen Blut und Nerv dar. Denn wäre hier ein Austausch wie in anderen Organen möglich, wo die Gewebezellen mit dem Blut in direkterem Kontakt stehen, dann könnten wir nicht frei denken. Wir befänden uns in einer Art Rauschzustand, wenn das Blut mit seiner Vitalität und seinen unzähligen Stoffwechselprodukten unser Hirn ungehindert durchströmen würde. Diese hochselektive Grenze nennt man auch die Blut-Hirn-Schranke.

Es gibt einen biologischen, ungiftigen blauen Farbstoff, der – wenn man diesen einem Mensch in die Ader spritzt – den gesamten Organismus blau färbt – mit Ausnahme des Gehirns. Das Gehirn ist hermetisch abgeschirmt. Nur die ausgeprägte Immun-Physiologie des Gehirns lässt uns als Menschen relativ frei und unabhängig denken; sie schützt uns in einer gewissen Hinsicht sogar vor den geistigen Kräften in der Welt, die uns ohne diese Immunbarriere überwältigen würden. „Weh! Ich ertrag dich nicht!“ lässt Goethe seinen Faust im Moment der Begegnung mit dem Erdgeist sagen.

Die Oligodendrozyten, die dritte Form der Gliazellen, umwickelt die Nervenzelle mit einer Substanz, die als Myelin bezeichnet wird. Das Myelin muss man sich wie eine Art Wachspapier vorstellen; eine relativ tote, also nicht stoffwechselaktive Substanz. Die Oligodendrozyten arbeiten im Grunde wie die Fresszellen des Immunsystems (Phagozyten), die die Fremdsubstanzen in sich aufnehmen (s. Abb.), aber die Oligodendrozyten eliminieren dieses Fremde – in diesem Fall das „Fremdleben“, das über die Sinnesorgane aus der Umwelt in uns einfließt – nicht, sondern isolieren es, sonst hätten die Einwirkungen der Außenwelt einen viel zu starken Einfluss auf unseren Organismus wie bei den Pflanzen, wo das Licht zur Photosynthese, d.h. zu einem Stoffwechselprozess und nicht zur Wahrnehmung führt. Diese Zellen ummanteln wie eine Art Todeszone die Nerven, damit Eigenes, Autonomie, Selbständigkeit und Unabhängigkeit in der Bewegung, im Denken, in allem, was wir tun, möglich wird. Ein strampelnder Säugling hat noch ganz dünne Myelinschichten um seine Nerven. Erst mit der Entwicklung der eigenen gezielten Bewegungen nimmt die Dicke der Myelinschicht zu. Im Frontalhirn, wo gewissermaßen höhere kognitive Leistungen ihre neurobiologische Grundlage haben, dauert die Myelinisierung bis ins dritte Lebensjahrzehnt.

Dieser Gehirnteil ist der eigentlich menschlichste, wie man an der Stirnbildung unschwer sehen kann; bei Katzen macht das Frontalhirn 3-4 % der Hirnmasse aus, bei Affen 10-15 % und beim Menschen 30-40 %. Wofür haben wir dieses Organ? Betrachten wir es unter dem Aspekt eines höheren Immunorgans, eröffnet sich uns eine ganz neue Verständnisperspektive. Früher dachte man, im Frontalhirn seien sozusagen unsere zivilisatorischen und kulturgeschichtlichen Errungenschaften repräsentiert. Inzwischen hat sich aber gezeigt, dass dieser Hirnteil hauptsächlich aus hemmenden Neuronen besteht und gewissermaßen potentiell in der Lage ist, alles bisher in der Evolution Erreichte – wovon das Hirn in seiner geschichteten Entwicklungsstruktur so eine Art Sediment darstellt – außer Kraft zu setzen. Bekanntlich ist der Mensch das einzige Lebewesen, das alle angeborenen Reflexe stilllegt und durch eigene Lernleistungen ersetzt. Beim Kleinkind ist ein per-sistenter Greif- oder Schreitreflex (auf denen die tierische Motorik aufbaut) ein pathologisches Indiz für eine Entwicklungsstörung. Diese ererbten Muster müssen beim Menschen alle abgebaut und durch Eigenes, Errungenes, Erlittenes und Geübtes ersetzt werden. Das ist das Wesentliche des Mensch-Seins – die *Selbst*gestaltung auf allen Ebenen (bis ins individuelle Mikrobiom als Infektionsschutz hinein).

Den Regress ins archaisch Unmenschliche hat der bekannte Hirnforscher Antonio Damásio am Beispiel einer isolierten Frontalhirnverletzung eindrucksvoll beschrieben. 1848 ereignete sich im US-Bundesstaat Vermont ein schwerer Unfall, der für die spätere Hirnforschung eine bedeutende Erkenntnis liefern sollte. Der damals 25-jährige Phineas Gage war als Vorarbeiter einer amerikanischen Eisenbahngesellschaft mit Sprengungen beschäftigt, als ihm durch eine vorzeitige Explosion eine drei Zentimeter dicke und über einen Meter lange Eisenstange wie ein Geschoss von unten in die linke Wange eindrang und oben am Schädeldach wieder austrat, wobei sein linkes Auge und Teile des Frontalhirns zerstört wurden. Niemand gab ihm anfänglich eine Überlebenschance, doch wie durch ein Wunder erholte er sich ziemlich rasch und schien auch neurologisch zunächst völlig unauffällig; er war voll orientiert, konnte alles normal bewegen und hatte keine sensorischen Defizite. Sprache, Erinnerungsvermögen und Intelligenz schienen ohne Hinweis auf eine krankhafte Störung. Erst allmählich begann sich seine Persönlichkeit zu verändern; der als freundlich, besonnen und pflichtbewusst bekannte Phineas begann zu lügen, wurde launisch, respektlos, unzuverlässig und konnte seine Affekte und Triebe nicht mehr im Zaum halten. Er zeigte sich unmäßig beim Essen und sexuell enthemmt, fluchte und tobte bei nichtigen Anlässen oder ergriff überstürzt die Flucht, wenn er Angst verspürte. Seine Willenskultur ging verloren, er war nicht mehr in der Lage, sich über einen längeren Zeitraum einer Aufgabe, einem Gespräch oder einer Arbeit zuzuwenden, weil ständig niedere Triebimpulse und Affekte seine Beherrschung durchbrachen und sich ungehemmt entluden. Später soll er dann zum Trinker und Herumtreiber geworden sein, ohne eigene Zielsetzungen und mit oft wechselnden Anstellungen. Sein Lebensstil wurde ausschweifend, er gab sich Vergnügungen aller Art hin und verschwendete sein Geld. Nach zwölf Jahren verstarb er im Zustand sozialer, geistiger und kultureller Verwahrlosung an einem epileptischen Anfall.

Alkohol ist ein Frontalhirngift. Bei übermäßigem Genuss tritt zunächst eine Enthemmung auf und der Betrunkene kann seine Affekte und Emotionen, die in evolutionsbiologisch älteren Hirnregionen ihren Sitz haben, nicht mehr beherrschen. Die Immunfunktion des Frontalhirns, das Ichbewusstsein vor den archaischen Einflüssen aus den älteren Gehirnteilen (Limbisches System, auch Säugergehirn genannt) zu schützen, lässt mit fortschreitender Alkoholkrankheit immer mehr nach. Nach Rudolf Steiner hat das Ichbewusstsein seinen Sitz hinter der Stirn zwischen den Augenbrauen, also an der Stelle, wo sich die indischen Frauen das Bindi aufmalen. Das deckt sich auch mit den modernen neurobiologischen Erkenntnissen, nach denen die Handlungsplanung und die Stabilität des Willens in der Zeit im präfrontalen Cortex repräsentiert sind. Mit fortschreitender Alkoholkrankheit setzt eine euphorische Kritiklosigkeit, Gleichgültigkeit und fehlende Ernsthaftigkeit (auch Witzelsucht genannt) ein, wie sie bei allen Formen von Frontalhirn-Läsionen beobachtet werden können.

Das Frontalhirn ist ein Hemm-Organ, das Organ des Nein-Sagen-Könnens, das prinzipiell alles Gewohnheitsmäßige, alles Traditionelle und Konventionelle und alle bisherigen Vorstellungen und Lebenskonzepte ausschalten kann. In diesem Leerraum, der dabei entsteht, hat die menschliche Freiheit ihre neurobiologische Grundlage. Im Frontalhirn steigern sich die Immun-Kräfte bis in die seelisch-geistige Dimension hinein, wodurch der Mensch erst zu einem wirklichen inneren Eigenleben und damit zur Freiheit befähigt wird. –

Kommen wir zu den Gliazellen zurück. Es ist nun äußerst bedeutsam und wichtig zu wissen, dass die Entwicklung und die Funktionen dieser Gliazellen vom Mikrobiom des Darmes abhängig sind. Wie das Immunsystem unseres gesamten Organismus, so hängen auch die Gliazellen als die speziellen Immunzellen des Gehirns mit dem Mikrobiom eng zusammen. Bei allen neurodegenerativen Erkrankungen – Parkinson, Alzheimer, alle Formen der senilen Demenz – beginnt das Immunsystem, bestimmte Hirnstrukturen zu zerstören. Das geschieht auch bei Multipler Sklerose. Die Gliazellen fressen das Myelin weg. Warum tun sie das? Weil sie fehlgeprägt sind. Das Immunsystem erkennt nicht mehr den Unterschied zwischen Nichtselbst und Selbst und beginnt, den eigenen Organismus zu attackieren. Was wir im Alter zunehmend als neuro-degenerative Erkrankungen kennen, hat seinen Ursprung weitgehend im Darm und nicht im Gehirn.
Wenn man zum Beispiel Mäuse steril aufzieht, entwickeln sie keine richtigen Gliazellen, manche Gehirnfunktionen sind entsprechend schwach oder gar nicht entwickelt, was sich beispielsweise in einem schlechtem Sozialverhalten dieser Mäuse zeigt. Auch können solche Mäuse im Gegensatz zu gesunden ein gelerntes Angstverhalten nicht mehr ablegen, obwohl längst kein Grund mehr für die Angst da ist. Sie können nicht vergessen, wozu intakte Gliazellen Voraussetzung sind.
Wir können uns den *Zusammenhang von Darm, Immunsystem und Gehirn*, der für das Verständnis von so vielen, auch psychischen Erkrankungen essentiell ist, in einem Bild verdeutlichen: 80 % aller Immunzellen des Menschen sitzen im Darm. Je weiter wir im Magen-Darm-Kanal zum Kopf aufsteigen, desto mehr tritt die Immun- und Verdauungstätigkeit zurück und wird durch die bewusste Wahrneh-

mung, d.h. durch Nerven-Sinnes-Tätigkeit ersetzt. Die „Verarbeitungs-Tätigkeit" der Immunzellen geht auf die Sinnesqualitäten über. Immunprozesse sind auch Wahrnehmungsprozesse, aber noch unbewusst. Zum Kopf hin haben wir immer mehr Bewusstsein im Verdauungskanal. Wir spüren noch, wie die Nahrung von der Speiseröhre bis in den Magen geht, aber im Dünndarm verliert sich das Bewusstsein vollständig, wie sich auch im Bauchraum überhaupt die ganze Symmetrie der Organe verliert; Bewusstsein und Spiegelsymmetrie hängen ja in gewisser Weise zusammenzusammen.
Wenn wir ein schlechtes oder verdorbenes Nahrungsmittel ausspucken, dann ist das im Grunde eine Immunreaktion auf der bewussten Ebene. Wie der Kopf in gewisser Hinsicht eine Zusammenfassung unseres Organismus auf einer höheren Ebene ist, so ist der Mund der Kopf des Verdauungskanals. Die Verdauungsenzyme des Speichels sind eine Art feinstofflichere Zusammenfassung dessen, was im Darm mehr grobstofflich ist. Im Mund gehen die Stoffwechsel- und Immunkräfte zurück und dafür treten die Wahrnehmungsprozesse im Geschmackserlebnis hervor. Die Verdauungsenzyme werden dabei gleichsam wie homöopathisiert. Die Verdauungschemie des Bauches *erleben* wir im Mund, sozusagen potenziert als Geschmack.

Die Darm-Gehirn-Achse

Es gibt also einen fließenden Übergang vom Darm zum Kopf, und diese funktionelle Verbindung wird heute als Darm-Gehirn-Achse (engl. Gut-Brain-Axis) bezeichnet. Sie ist bidirektional, das heißt, das Gehirn wirkt auf den Darm und umgekehrt. Die Kommunikation läuft dabei hauptsächlich über den Vagusnerv, aber auch über unzählige Botenstoffe des Immunsystems und über psychoaktive Substanzen aus dem Bakterienstoffwechsel, die zwischen Darm und Gehirn vermitteln. Vor diesem Hintergrund wird nun auch der enge Zusammenhang Psyche, Immunsystem und Darm verständlich.
Schon die äußere Ähnlichkeit von Darm und Gehirn mit ihren Windungen ist nicht zufällig (s. Abb.). Im Grunde handelt es sich um zwei Verdauungsorgane, wobei der Darm es mit Ponderabilien, also mit

Dingen zu tun hat, die ein Gewicht besitzen; das Gehirn dagegen „verdaut“ die unwägbaren Dinge – die Imponderabilien wie Bilder, Klänge, Erinnerungen, Ideen, Erlebnisse usw. Der Dichter Novalis (1772–1801) bemerkte einmal: *„Schlafen ist Verdauen der Sinneneindrücke. Träume sind Exkremente; sie entstehen durch die peristaltische Bewegung des Gehirns.“* Es ist oft der Genius des Poeten, der solche Zusammenhänge intuitiv erfasst.

Fassen wir zunächst die Wirkungen der Darmmikroben auf das Gehirn und die Psyche ins Auge.

Versuche mit freiwilligen jungen Menschen haben ergeben, dass nach einer dreiwöchigen, ausschließlichen Fast-Food Ernährung – man spricht heute auch von Junk-Food im Sinne von minderwertigen Nahrungsmitteln, die reich an Fett, Zucker und Salz und arm an Ballaststoffen und hochwertigen, natürlichen Bestandteilen sind – bereits eine drastische Reduzierung der Mikrobenvielfalt im Darm nachzuweisen war. 40 % der Versuchspersonen litten unter Depressionen,

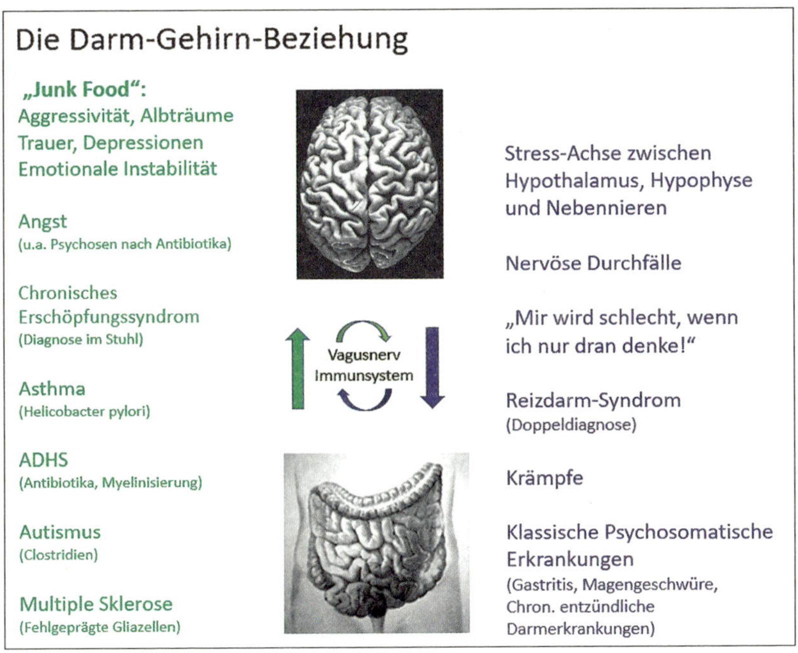

Müdigkeit und Leistungsschwäche. Eine norwegische Studie zeigte einen Zusammenhang von Junkfood mit Aggressionen, Traurigkeit, Angst und Albträumen. Selbstverständlich können solche Erscheinungen auch andere Ursachen haben, aber ein schlechtes Darm-Mikrobiom schwächt grundsätzlich unsere allgemeine Vitalität. Der Lebenskräfte-Strom, der von einem gesunden Darm ausgeht, verebbt gleichsam, und in diesem Mangelerlebnis können sich zahlreiche psychische Erkrankungen wie Ängste, Depressionen, Panikattacken, Psychosen usw. leichter manifestieren. Alle psychischen Erkrankungen haben ihre charakteristischen Mikrobiomveränderungen. Das chronische Fatigue Syndrom, ein Zustand ständiger Müdigkeit und Leistungsschwäche, lässt sich heute schon mit hoher Treffsicherheit durch eine Mikrobiom-Analyse im Stuhl diagnostizieren.

Helicobacter pylori ist ein Bakterium, das seit vielen Jahrtausenden menschliche Mägen besiedelt und noch zu Anfang des 20. Jahrhunderts bei den meisten Menschen zu finden war. Nachdem man festgestellt hatte, dass die Träger von *Helicobacter pylori* ein höheres Risiko hatten, an Magengeschwüren und auch an Magenkrebs zu erkranken, wurde dieser Ureinwohner mithilfe spezieller Antibiotika in den letzten Jahrzehnten ausgerottet. Mittlerweile tragen nur noch 6 % der nach 1995 geborenen Menschen diesen Keim in sich. Allerdings zeigt sich nun die Kehrseite dieser Maßnahme; ohne dieses Bakterium steigt das Risiko für Speiseröhrenkrebs und insbesondere auch für *Asthma bronchiale* steil an. Der Zusammenhang ist durch mehrere Untersuchungen belegt. Es zeigt sich eben, dass *Helicobacter* eine wichtige Rolle bei der Säureregulation im Magen spielt und somit ein bedeutender Symbiont ist, der nur bei Irritation des Systems pathogene Eigenschaften entwickelt. Man sieht, wie vielschichtig und komplex die Zusammenhänge sind.

Es ist die Mikrobiomforschung, die uns eine ganz neue Sichtweise erschließt, dass wir es in der Medizin mit einer höchst komplexen Systemwissenschaft, mit einer Universalwissenschaft, zu tun haben, wie es der Philosoph Hans-Georg Gadamer (1900-2002) einmal ausdrückte.[3] Die medizinischen Zusammenhänge sind nur sehr selten

3 Hans-Georg Gadamer: Über das Verborgene der Gesundheit, Berlin 2010.

eindimensional kausal im Sinne von *eine Ursache – eine Krankheit – eine Therapie,* sondern meist vielschichtig komplex; nur im rein Physischen, wie bei Maschinen, gibt es lineare Ursache-Wirkungs-Ketten, im Lebendigen ist alles wechselwirkend ineinander verwoben, jede Wirkung verändert die Ursache, alles hängt mit allem zusammen – Natur, Ernährung, psychosoziales Umfeld, Immunsystem u.v.m. – deshalb sprechen wir von Systemwissenschaft.

5-6 % der Kinder und Jugendlichen sind weltweit von einem Aufmerksamkeitsdefizit bzw. einer Hyperaktivitätsstörung (ADHS) betroffen – ein unscharfes Krankheitsbild, das durch Verhaltens- und emotionale Störungen geprägt ist und einen fließenden Übergang zur Normalität zeigt. Zahlreiche Faktoren erhöhen das Erkrankungsrisiko: Alkohol während der Schwangerschaft, Exposition mit Blei und PCB (Polychlorierten Biphenylen), andere Schadstoffe, ein kompliziertes soziales Umfeld u.a. Auch bei ADHS lassen sich oft Veränderungen in den Gliazellen nachweisen. Diese zeigen wie auch beim Autismus gewisse Abnormitäten, so dass auch hier neben anderen Einflüssen Entwicklungsstörungen des Gliagewebes in Betracht kommen, die durch das Mikrobiom beeinflusst sind. Bei Stuhlanalysen von ADHS-Kindern finden sich vermehrt Bakterienarten (Bifidobakterien), die zur Synthese eines Enzyms beitragen, das über Vorstufen die Dopaminsyntheserate erhöht und damit die Überaktivität der Betroffenen stimuliert. Wir müssen dabei im Bewusstsein haben, dass die Produktion sämtlicher Neurotransmitter und psychoaktiven Substanzen durch das Mikrobiom beeinflusst wird.

Die Autismus-Spektrum-Störungen (ASD) haben in den letzten Jahrzehnten v.a. in den Industrienationen erheblich zugenommen. Dabei handelt es sich um eine tiefgreifende Entwicklungsstörung, die bereits vor dem dritten Lebensjahr einsetzt und zu schweren Defiziten in der sprachlichen und emotionalen Kommunikation führt. Die allermeisten Kinder weisen schwere Dysbiosen ihrer Darmflora auf – mit entsprechenden Beschwerden und Verdauungsproblemen. Ein Darmbakterium scheint bei Autismus eine entscheidende Rolle zu spielen: Clostridien; es ist bei den betroffenen Kindern vermehrt nachweisbar; es wurden allein neun Unterarten gefunden, die bei Gesunden gar nicht vorkommen. Ursächlich spielen Antibiotika-Gaben in der frü-

hen Kindheit eine Rolle. Auch wenn sie während der Schwangerschaft eingenommen werden, steigt das ASD-Risiko für die Kinder an.
Es gibt aber auch die umgekehrte Wirk-Richtung vom Gehirn zum Darm. Wir sprechen heute von der Stress-Achse, die im Hypothalamus des Gehirns ihren Ausgang nimmt und über die Hirnanhangsdrüse zur Ausschüttung von Stresshormonen wie dem Cortisol in der Nebennierenrinde führt. Ein zweiter Stress-Signalweg stimuliert über den Sympathikus-Nerv die Adrenalinausschüttung im Nebennierenmark. Ein weiterer Vermittler ist das Immunsystem mit seinen zahlreichen Botenstoffen (Zytokine), die quasi auch ein Kommunikationsmedium zwischen Gehirn und Darm darstellen. Früher waren Psychologie, Neurologie und Immunologie mehr oder weniger getrennte Disziplinen mit geringen Schnittmengen. Heute zeigt uns die Psychoneuroimmunologie, dass die Zytokine des Immunsystems ihre Rezeptoren auch im Gehirn haben und dass die Neurotransmitter des Gehirns unmittelbar in die Immunfunktionen eingebunden sind. Chronische psychosoziale Belastungen, die mit Gefühlen wie Angst, Ohnmacht, Überforderung und Hilflosigkeit verbunden sind, führen nicht nur zu Verdauungsstörungen, Krämpfen, Übersäuerung, imperativem Stuhldrang usw., sondern prägen sich auch in das Darmmikrobiom ein. Der Darm ist das klassische Projektionsfeld für psychosomatische Erkrankungen: Gastritis, Magengeschwüre, chronisch entzündliche Darmerkrankungen wie Morbus Crohn und Colitis ulcerosa, Reizdarm-Syndrom u.a. Wie so oft bringt der umgangssprachliche Genius die Zusammenhänge auf klare und manchmal deftige Weise zum Ausdruck, wenn mir etwas „auf den Magen schlägt“, wenn wir bei Aufregung „Schiss haben“ oder „Wenn ich nur dran denke, könnte ich kotzen.“
Aus alledem folgt, dass die Pflege des Mikrobioms durch gesunde, möglichst vielfältige Ernährung, Stressreduktion und Maßnahmen zur inneren Stärkung der seelischen Balance zu den unverzichtbaren Basis-Maßnahmen jeder sinnvollen Therapie bei chronischen, mikrobiom-assoziierten Krankheiten gehören.

Warum ist mikrobielle Vielfalt gesund?

Thomas Bosch ist ein renommierter deutscher Mikrobiom-Forscher. Er hat in der *Pharmazeutischen Zeitung* einen Artikel veröffentlicht, in dem er eindrücklich darauf hinweist, wie wichtig es ist, unsere mikrobielle Biodiversität, die Vielfalt der Viren und Bakterien – auch in der Natur – zu erhalten.
Die sensible Phase der Mikrobiom-Entwicklung geht bis zum dritten Lebensjahr, dann ist das Mikrobiom relativ stabil und individuell geprägt. „*Unsere Entstehungsgeschichte,*“ so Thomas Bosch, „*ist eng an die ständige Anwesenheit von Mikroben gekoppelt.*“ Evolutionsbiologisch brauchen wir diese Mikroorganismen, um uns gesund zu entwickeln. Die Immunzellen sind „*auf die ständige Präsenz von Signalen eingerichtet, die vom Mikrobiom bereitgestellt werden. Fehlen diese Signale, laufen die entsprechenden Entwicklungsschritte unvollständig oder auch falsch ab und es entsteht ein Immunsystem, das falsch reguliert und potenziell krankmachend ist.*“[4]

Die mikrobielle Vielfalt erhalten

Hygienemaßnahmen im Rahmen der COVID-19 Pandemie

Prof. Dr. Thomas C.G. Bosch, Kiel

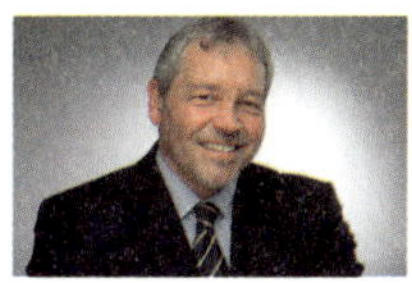

Sensible Phase der Mikrobiom-Entwicklung von der Geburt bis zum 3. Lebensjahr („pathologisches Imprinting")

Unsere Entstehungsgeschichte ist eng an die ständige Anwesenheit von Mikroben gekoppelt. Offenbar sind daher entwicklungsbiologische Prozesse wie die Differenzierung bestimmter Immunzellen auf die ständige Präsenz von Signalen eingerichtet, die von Mikrobiom bereitgestellt werden. Fehlen diese Signale, laufen die entsprechenden Entwicklungsschritte unvollständig oder auch falsch ab und es entsteht dann ein Immunsystem, das unvollständig zusammengesetzt falsch reguliert und potenziell krankmachend ist. Unsere mikrobiellen Mitbewohner sind daher ein ganz wesentlicher Faktor bei der Entwicklung eines funktionsfähigen und effizienten Immunsystems.
„Durch Hygienemaßnahmen, Antibiotika und unseren Lifestyle verringert sich die mikrobielle Vielfalt in den letzten Jahrzehnten immer rascher. Die Hygiene-Maßnahmen im Rahmen der Covid-19 Pandemie verstärken diesen jahrzehntelangen Prozess massiv."

→ Anstieg zahlreicher Mikrobiom-assoziierter Erkrankungen

Quelle: Pharmazeutische Zeitung 2020, 27, S. 207-210

Foto: https://de.wikipedia.org/wiki/Thomas_C._G._Bosch#/media/Datei:Thomas_Bosch.jpg

4 https://www.pharmazeutische-zeitung.de/das-mikrobiom-bestimmt-unser-selbst/; https://www.pharmazeutische-zeitung.de/wir-sind-nicht-allein-123695/

Das, was in diesen ersten drei Lebensjahren durch ein gesundes Mikrobiom an Prägung stattfindet, das wirkt sich auf die ganze Lebensspanne aus. Dieses „Imprinting" kann pathologisch ablaufen und zu lebenslangen Konsequenzen führen. Unsere mikrobiellen Mitbewohner sind ein wesentlicher Faktor bei der Entwicklung eines funktionsfähigen und effizienten Immunsystems.
„Durch Hygienemaßnahmen, Antibiotika und unseren Lifestyle verringert sich die mikrobielle Vielfalt rapide. Die Hygienemaßnahmen im Rahmen der Covid-19 Pandemie verstärkten diese Entwicklung massiv" und haben unsere Immunsysteme gleichsam „eingeschläfert", mit der Folge einer Zunahme der mikrobiomassoziierten Erkrankungen. Wir erleben jetzt, dass ungewöhnliche Infekte plötzlich in Erscheinung treten. Die bekanntesten sind die Infektionen mit dem RS-Virus (Respiratory Synzitial Virus), das hauptsächlich bei Kleinkindern vorkommt und bei ernsthaften Erkrankungen der Lunge eine Rolle spielt, die viel gefährlicher sind als die durch Corona-Viren verursachten, so dass die Kinder meistens stationär behandelt werden müssen. Kliniken verzeichnen mehrfach erhöhte Anstiege. Ähnlich ist die Situation bei den Noro- oder bei Rota-Viren, die bei schweren Darm-Infekten beteiligt sind, wo wir eine drei- bis vierfach höhere Inzidenz haben.
Die Übersterblichkeit in Deutschland lag nach kontinuierlichem Anstieg schon im Oktober 2022 bei alarmierenden 19 %, zwei Monate später bei über 30 %. *„In einem Dezember gab es noch nie so viele Sterbefälle in Deutschland wie im Jahr 2022"*, erklärte der Experte für Demografie und Sterbefallzahlen im Statistischen Bundesamt, Felix zur Nieden.[5] Ich wundere mich, warum das in den ansonsten alarmistisch arbeitenden Medien nicht breit diskutiert wird, denn das sind zigtausende Todesfälle mehr als statistisch zu erwarten gewesen wären. Im ersten Coronajahr, als es noch keine Impfungen gab, hätte man eigentlich solche Zahlen erwarten müssen, aber das Jahr 2020 hatte keine nennenswerte Übersterblichkeit. Um in Zukunft möglicherweise fatale Fehleinschätzungen im Umgang mit solchen Infektionsereignissen zu vermeiden, muss hier eine genaueste und transparente

5 https://www.morgenpost.de/politik/article237424339/uebersterblichkeit-todesfaelle-dezember-2022-rekord-grippe-corona.html

Südwestpresse 17.11.2022:

Magen-Darm-Viren Infektionen nehmen stark zu

Stuttgart. In diesem Jahr gibt es in Baden-Württemberg einen Anstieg von Magen-Darm-Erkrankungen, die von Noroviren und Rotaviren ausgelöst werden. Laut einer am Mittwoch veröffentlichten Mitteilung der Barmer Krankenkasse auf der Basis von Daten des Robert-Koch-Instituts stiegen die Fallzahlen bei den Noroviren von rund 2100 in den beiden Vorjahren auf fast 3000 bis zur ersten Novemberwoche. Vom Rotavirus wurden 1430 Fälle gemeldet, 2021 waren es 394. epd

Übersterblichkeit Okt. 22: **+19%** (Europa 16%)

HOME › WISSENSCHAFT › GESUNDHEIT › RS-VIRUS: KINDERKLINIKEN SIND VIELERORTS MIT DEN FÄLLEN ÜBERLASTET

RS-Virus: Kinderkliniken sind vielerorts überlastet — warum das Virus so gefährlich ist

Business Insider Deutschland
06 Nov 2021

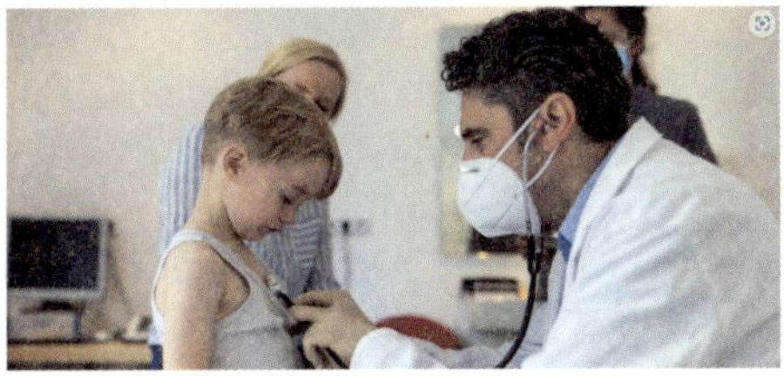

Jedes Organ, das nicht benützt wird, wird immer schwächer.

Quelle rechts: yahoo.com

Immer mehr Kinder mit RS-Virus in Stuttgarter Klinikum

Von dpa

Aktualisiert am 29.11.2021
Lesedauer: 1 Min.

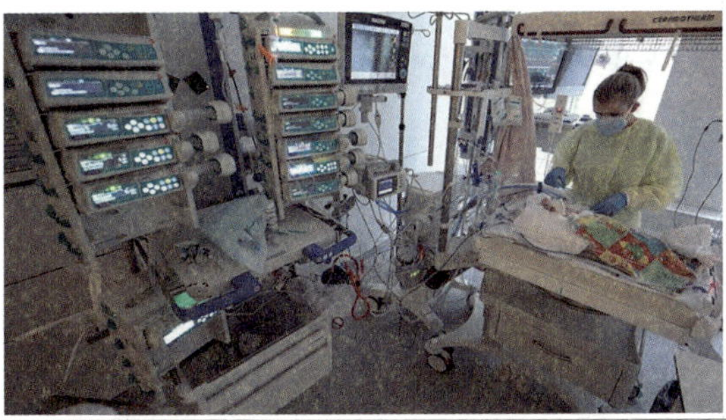

„Diese Kinder waren nach jüngster Auskunft des Gesundheitsministeriums in den vergangenen zwei Jahren in ihrer Umgebung pandemiebedingt stärker geschützt (isoliert?). *Sie konnten daher nicht die normale und wichtige Entwicklung ihrer Immunabwehr durchlaufen." dpa*

Quelle: t-online.de

epidemiologische Aufarbeitung stattfinden, sonst verspielt die Politik und auch die Wissenschaft das Vertrauen der Menschen.
Die Kinder mit hoher Infektprävalenz waren nach Auskunft des Gesundheitsministeriums in den vergangenen zwei Jahren in ihrer Umgebung pandemiebedingt so stark geschützt, d.h. isoliert worden, dass sie nicht die normale Entwicklung ihrer Immunabwehr durchlaufen konnten.

Schon in den 1980er Jahren wurde die sogenannte Hygiene-Hypothese von dem englischen Epidemiologen David Strachan formuliert. Er zeigte auf, dass seit den 1950er Jahren, also in den letzten 70 Jahren, die Infektionen und Kinderkrankheiten zwar rückläufig sind, aber gleichzeitig die Zahl der sogenannten atopischen Erkrankungen wie Allergien, Autoimmunerkrankungen und Diabetes bei Kindern steil ansteigen. Da haben wir jährliche Zuwächse von 4-6 %. Es ist alarmierend, wie stark diese Erkrankungen des Immunsystems zunehmen. Dazu kommt ein kontinuierlicher Anstieg von psychischen Erkrankungen, Krebs und Asthma bronchiale. Woher rührt diese allgemeine Irritation der Immunsysteme?

Wir können beobachten, wie das Mikrobiom als inneres Ökosystem auch mit den gefährdeten Ökosystemen der äußeren Natur korrespondiert. *Artenvielfalt ist der Anzeiger für ein gesundes Ökosystem und dasselbe gilt auch für unseren Darm.* Diese Systeme gehen parallel in ihrer Entwicklung, aber auch in ihrer Pathologie, deren Ursachen vielfältig sind; angefangen bei den Pestiziden und den Monokulturen der Landwirtschaft über die Massentierhaltung bis hin zu übertriebenen Hygiene- und Desinfektionsmaßnahmen, Impfungen und Antibiotika.

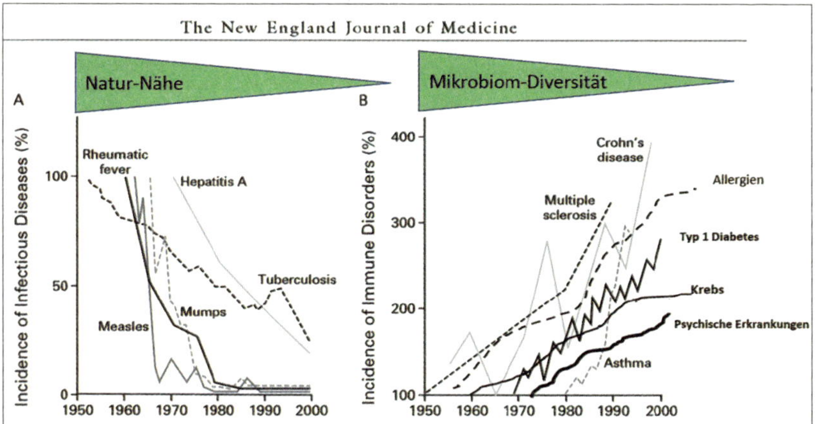

Figure 1. Inverse Relation between the Incidence of Prototypical Infectious Diseases (Panel A) and the Incidence of Immune Disorders (Panel B) from 1950 to 2000. Eingefügt Kurve von psych. Erkrankungen, Krebs und Allergien (T.H.

Aus: J.F. Bach: The effect of infections on susceptibility to autoimmune and allergic diseases. N Engl J Med 347, 911–920 (2002); ergänzte Grafik.

Zu Beginn des 20. Jahrhunderts waren noch 80 % der Menschen im Freien aktiv, insbesondere in der Land- und Forstwirtschaft. Heute sitzen 80 % der Menschen in Büros mit Kunstlicht, Computer und Klimaanlage. Durch unsere moderne, künstliche Lebensweise ist unser Organismus Einflüssen ausgesetzt, die unser Immunsystem immer schwerer verkraftet. Wir sind der Natur entrückt, was sich jetzt in den immunologischen Folgen zeigt. Die vielschichtigen Täuschungs- und Verführungsmanöver in den modernen Konsumgesellschaften (Werbung, Glücksindustrie, „parfümierte" Lebenswelten, mediales Dauergetöse, Farb-, Süß- und Aromastoffe und Plastik überall, digitale Illusions- und Parallelwelten usw.) haben mit zu dieser Krise beigetragen. Die evolutionsbiologische Anpassung unserer Immunsysteme hält mit diesem radikalen soziokulturellen Wandel der Lebensverhältnisse in den letzten 70 Jahren offensichtlich nicht Schritt. Die neue mRNA-Impf-Technologie scheint sich in diese Täuschungsmanöver nahtlos einzureihen; das Immunsystem zu „verführen", ein toxisches Protein zu produzieren, gegen das es dann selbst ankämpft, ist geradezu eine Steilvorlage zur weiteren Anheizung der Autoimmunproblematik.
Was sich gegenwärtig an modernen Krankheiten zunehmend entwickelt, könnte man als Krise der Immunsysteme bezeichnen: Entweder haben wir zu schwache Immunfunktionen, wie bei allen Krebserkrankungen oder AIDS, oder sie sind viel zu stark, überschießend und inadäquat, wie bei Allergien, Asthma, Neurodermitis, oder sie greifen den eigenen Körper an. Warum beginnen die Immunsysteme den eigenen Organismus zu attackieren?
Wie schon erwähnt: Man spricht vom biologischen Selbst, und das Problem könnte man auch als ein Problem der Selbsterkenntnis auf biologischer Ebene bezeichnen. Die Autoimmunerkrankungen – ungefähr 80 verschiedene Formen gibt es heute schon – steigen seit 60 Jahren kontinuierlich an. In den USA haben 16 % der Menschen – das sind 50 Millionen Menschen – Antikörper gegen die eigenen Zellkerne bzw. Gene gebildet. Die Immunsysteme greifen die eigene körperliche Identität an. In Deutschland sind die Zahlen nicht ganz so hoch, etwa 5-8 %, aber auch ständig ansteigend.
Die Menschen scheinen mit den modernen Lebensverhältnissen vor allem in den Großstädten nicht mehr so richtig zurechtzukommen.

Das Mikrobiom und die modernen Krankheiten

Viktor Frankl hat eines der meistgelesenen Bücher der Welt publiziert: *The Man's Search of Meaning* (Die Suche des Menschen nach Sinn). Dieses Buch wurde in den USA 28 Millionen Mal verkauft, hatte also gute Akzeptanz. Darin schreibt er: *„Im Gegensatz zum Tier sagen dem Menschen keine Instinkte, was er muss; und den Menschen von heute sagen keine Traditionen mehr, was er soll; und oft scheint er nicht mehr zu wissen, was er eigentlich will. Nur umso mehr ist er darauf aus, entweder nur das zu wollen, was die anderen tun, oder nur das zu tun, was die anderen wollen. Im ersten Fall haben wir es mit Konformismus, im letzteren Fall mit Totalitarismus zu tun."*

Laurie Santos ist eine bekannte Psychologie-Professorin in Yale; ihre Vorlesung *Wege aus der Angst* gehört zu den am besten besuchten Vorlesungen in ganz Amerika; sie sagt: *„Eine 2018 landesweit durchgeführte Umfrage unter College-Studenten ergab, dass mehr als 40 Prozent so depressiv waren, dass sie nur schwer ihren Alltag bewältigen konnten, mehr als 60 Prozent hatten überwältigende Angstzustände erlebt und mehr als jeder Zehnte hatte im vergangenen Jahr ernsthaft an Selbstmord gedacht."*[6] – Man sieht also, wie die geistig-seelische Identität und Autonomie mit der biologischen Autonomie zusammenhängt.

Frank Furedi, ein englischer Soziologe, hat ein Buch geschrieben mit dem Titel *„Culture of Fear"*; er schreibt, dass es in der westlichen, industrialisierten Welt eine *„Inflation der Gefahren"* gibt, angetrieben von den Massenmedien und der Gesundheitsindustrie. Das Geschäft mit der Angst wird immer hemmungsloser eingesetzt.

Naturvölker haben völlig andere Krankheitsprofile und Mikrobiome. Zum Beispiel sind die Yanomami, die im Regenwald des Amazonas leben, eines der wenigen Völker, die noch weitgehend von der Zivilisation isoliert sind. In ihrem Darm fanden Forscher eine bis zu zehnfach höhere Artenvielfalt. Oder die Tsimane in Bolivien, die mit zu

6 Quelle: https://www.newsweek.com/2021/01/08/laurie-santos-yale-happiness-professor-5-things-that-will-make-you-happier-1556182.html, Abfrage Juni 2023

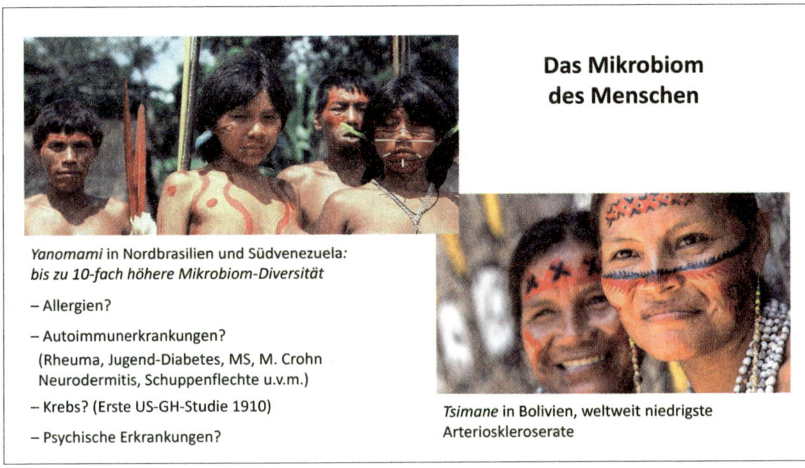
Das Mikrobiom
des Menschen
Yanomami in Nordbrasilien und Südvenezuela:
bis zu 10-fach höhere Mikrobiom-Diversität
– Allergien?
– Autoimmunerkrankungen?
(Rheuma, Jugend-Diabetes, MS, M. Crohn
Neurodermitis, Schuppenflechte u.v.m.)
– Krebs? (Erste US-GH-Studie 1910)
– Psychische Erkrankungen?
Tsimane in Bolivien, weltweit niedrigste
Arterioskleroserate

Abb.: Yanomami: Christian Charon/flickr (CC BY-ND 2.0) / Abb.: Tsimane: Quelle: https://www.pritikin.com/healthiest-hearts-diet

den gesündesten Menschen der Welt gehören. Arteriosklerose, also Gefäßerkrankungen, wie sie in der westlichen Zivilisation zu den Haupttodesursachen gehören, kommen bei diesem Volk bis ins hohe Alter kaum vor. Es gibt auch viel seltener Allergien und Autoimmunerkrankungen.

An Krebs stirbt mittlerweile fast jeder vierte Mensch in Deutschland. In einer Untersuchung mit Indianern Anfang des 20. Jahrhunderts über 20 Jahre hinweg hat man beobachtet und gefunden, dass es in diesem Zeitraum bei 115.000 Menschen nur 29 Krebsfälle gab; wenn man eine Untersuchung heute in New York bei derselben Anzahl von Menschen durchgeführt hätte, läge man bei etwa 20.000 Fällen.

Das heißt nun nicht, dass wir zu archaischen Lebensformen zurückkehren müssten, sondern dass wir unsere Beziehung zur Natur neu überdenken müssen, sonst holt uns diese Krise der Immunsysteme irgendwann ein.

In den letzten 20 Jahren gab es über 60.000 Studien zum Mikrobiom. Es zeigt sich immer deutlicher, wie unglaublich vernetzt unsere gesamte Physiologie und alle unsere Körperfunktionen mit den Mikroorganis-

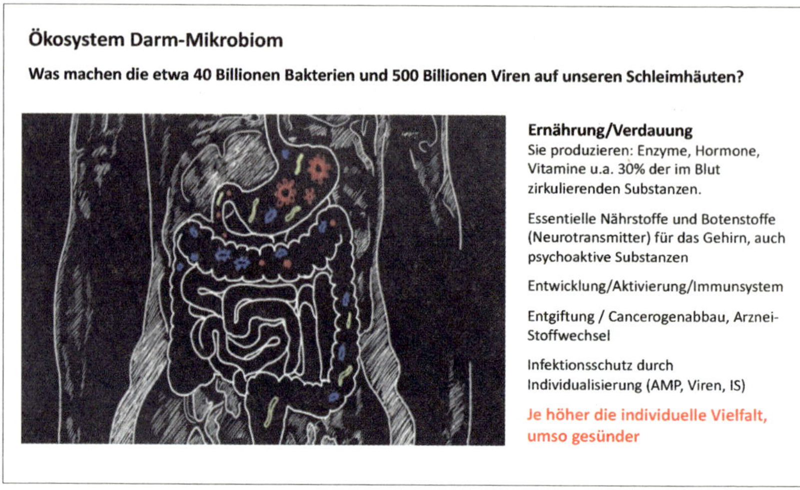

Quelle: https://www.aproposgesund.de/wp-content/uploads/2020/04/1068px_Darm-Mikrobiom_Darmflora-696x464.jpg

men sind. Ohne diese natürlichen Kleinstlebewesen könnten wir vieles von der Nahrung, die wir aufnehmen, gar nicht resorbieren. 30 % aller Stoffwechselprodukte, die in unserem Blut zirkulieren, stammen von Bakterien.

Die Ballaststoffe werden von den Bakterien zu sogenannten kurzkettigen Fettsäuren umgebaut, die essentiell wichtig sind für unsere gesunde Entwicklung, da sie unsere Immunfunktion unterstützen und auch für unser psychisches Wohlbefinden wichtig sind. Darmbakterien sorgen für die Hemmung von Entzündungen, für die Entgiftung und für den Abbau von Krebs erzeugenden Substanzen. Es gibt Untersuchungen, die zeigen, in welch hohem Ausmaß Arzneimittel von Bakterien verstoffwechselt werden. Heilpflanzliche Inhaltsstoffe werden durch die Darmflora individuell verstoffwechselt, so dass die eigentlichen Wirkstoffe oft erst das Resultat der mikrobiellen Aktivität sind. Vieles, was wir vermeintlich auf einen Wirkstoff als Substanz zurückführen, beruht darauf, dass der Wirkstoff das Mikrobiom verändert, zum Beispiel bei Psychopharmaka. Diese wirken oft weniger als Substanz, sondern dadurch, dass sie das Mikrobiom so verändern,

nature metabolism

Explore content ˅ About the journal ˅ Publish with us ˅ Subscribe

nature > nature metabolism > articles > article

Article | Published: 18 February 2021

Gut microbiome pattern reflects healthy ageing and predicts survival in humans

Das Darmmikrobiom hat wichtige Auswirkungen auf die menschliche Gesundheit, aber seine Bedeutung für das menschliche Altern bleibt unklar. **Hier zeigen wir, dass Darmmikrobiome ab dem mittleren bis späten Erwachsenenalter für Menschen mit zunehmendem Alter immer einzigartiger werden.** Wir nutzen drei unabhängige Kohorten mit über **9000 Individuen** und stellen fest, dass die Einzigartigkeit der Zusammensetzung stark mit mikrobiell produzierten Aminosäurederivaten verbunden ist, die im Blutkreislauf zirkulieren. Im höheren Alter (~ 80 Jahre) zeigen gesunde Individuen eine anhaltende mikrobielle Drift in Richtung eines einzigartigen Kompositionszustands, während diese Drift bei weniger gesunden Individuen fehlt.

Quelle: Wilmanski, T ., Diener, C ., Rappaport, N . et al .: Gut microbiome pattern reflects healthy ageing and predicts survival in humans. Nature Metabolism 2021; 3 (2). S . 274–286. (Auszug *übersetzt von T.H.)*

dass sich unser psychischer Zustand verbessert. Es sind also nicht nur die pharmazeutischen Substanzen, die bei allen Menschen mehr oder weniger einheitlich wirken, sondern es ist das individuelle Mikrobiom, das maßgeblich daran beteiligt ist, ob und wie eine Substanz wirkt. Wie wir mit dem Medikament umgehen, ob wir es überhaupt annehmen und wie wir es verarbeiten, ob wir Resistenzen dagegen bilden oder es einfach ausscheiden, hängt von unseren Individualfaktoren ab. Das gilt nun auch für den Infektionsschutz. Je vielfältiger und individueller die Mikrobiom-Besiedelung ist, desto besser ist also der Schutz vor Infektionen. Dieses Ergebnis müsste eigentlich unseren Gesundheitsbegriff auf den Kopf stellen. Nicht die Anwesenheit von Viren und Bakterien verursacht Krankheit, sondern die Tatsache, dass bestimmte Bakterien *nicht* vorhanden sind. Bislang galt *ein* Standard für alle: eine Ursache (z.B. Virus) – eine Krankheit – eine Therapie (z.B. Impfung). Dieses Konzept operiert am individuellen Menschen vorbei. Dasjenige, was für den einen krankmachend ist, das kann für einen anderen gesund sein. Standard-Therapien haben bei chronischen Erkrankungen keinen Platz mehr.

Unsere Körperoberflächen, ob Lunge, Darmschleimhaut oder Haut, sind ständig mit verschiedenen Stressoren konfrontiert – das können chemische Dinge wie Pestizide und andere Umweltgifte sein oder Hitze, Kälte, Lärm, Strahlung, Viren, Bakterien usw.; das sind die äußeren Einflüsse auf unser Mikrobiom. Auch psychischer Stress führt auf Dauer zu schädlichen, mikrobiellen Veränderungen. Gesunderweise reagieren wir von innen her durch unsere Ich-Organisation, verarbeiten diese Einflüsse und stellen dabei durch hoch komplexe Modulationsprozesse die individuelle Gleichgewichtslage unser Mikrobioms immer wieder her, so dass dieses körpereigene Ökosystem zu einer Schutzzone wird. Die Viren und Bakterien machen dabei spezifische, bei jedem Menschen ganz individuelle Evolutionsprozesse durch. So gesehen stellt jeder Mensch mit seinem Mikrobiom eine eigene Evolutionslinie dar. Man hat in einem Versuch mit Mäusen untersucht, wie viele Salmonellen einer Maus zugeführt werden müssen, dass sie krank wird. Bei einer Gruppe gesunder Mäuse lag die Infektionsdosis bei etwa 100.000 Keimen, damit 50 % von ihnen erkrankten. Wenn man den Mäusen vorher

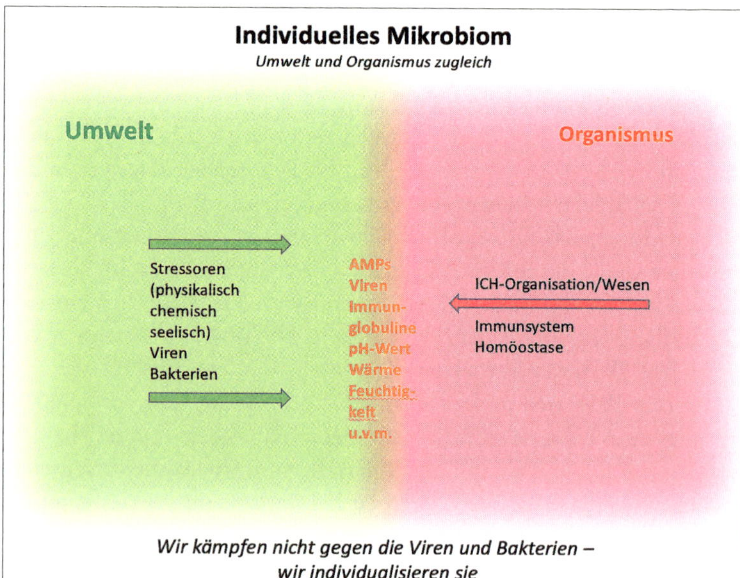

Ansteckungsversuch mit Salmonellen

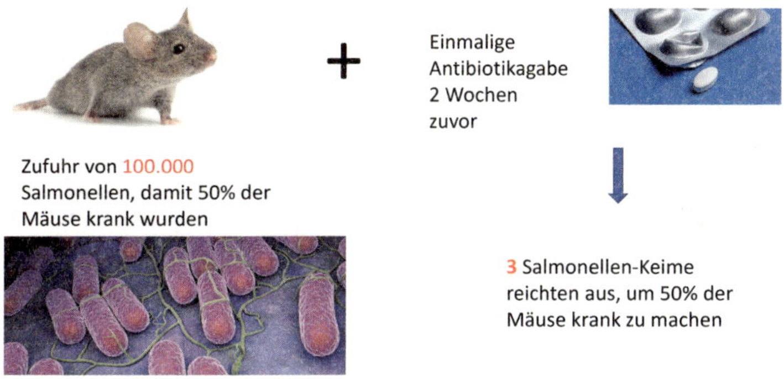

Quelle: Bohnhoff, M., Drake, B.L., Miller, C.P.: Effect of streptomycin on susceptibility of intestinal tract to experimental Salmonella infection . Proceedings of the Society for Experimental Biology and Medicine 1954; 86 (1), S. 132–137.

ein Antibiotikum gibt, reichen drei Salmonellen-Keime aus, um 50 % der Mäuse krank zu machen. Das heißt, wenn man heute ein Antibiotikum einnimmt, häufig ein Breitband-Antibiotikum, dann zerstört man 50 bis 70 % der Darmbakterien mit der Konsequenz, dass diese Schutzbarriere zumindest vorübergehend zerstört wird. Man bezeichnet das auch als Kolonisation-Resistenz: Dort, wo ein eigenes stabiles Mikroökosystem lebt, können sich Parasiten nicht ausbreiten. Mit einfachen Worten: Wo etwas Eigenes lebt, da kann nichts Fremdes hin. Die individuelle mikrobielle „Aura" ist der beste Schutzfaktor vor Parasiten. Menschen mit einer größeren mikrobiellen Vielfalt auf ihrer Haut sind auch für Malariamücken (*Anopheles gambia*) weniger attraktiv.[7] Es gibt in den Südkontinenten eine sehr häufig vorkommende Geschlechtserkrankung, die *Weicher Schanker* genannt wird; sie ist relativ harmlos und kann gut behandelt werden. Mit Freiwilligen wurde folgender Versuch gemacht: Zuerst wurde das Mikrobiom auf ihrer Haut erfasst, und dann hat man ihnen diesen Keim (Hämophilus

7 Showering, A., Martinez, J., Benavente, E.D. et al: Skin microbiome alters attractiveness to Anopheles mosquitoes. BMC Microbiol 2022; 22, 98.

Ansteckungsversuch mit Geschlechtskrankheit

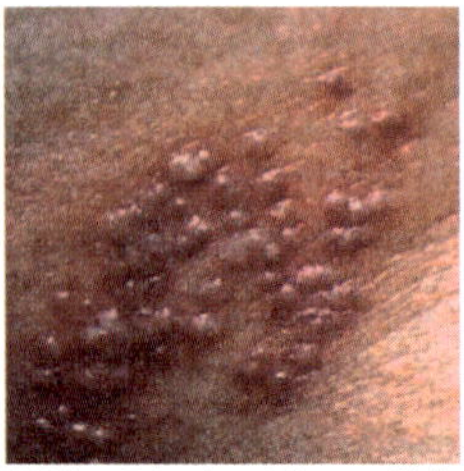

Weicher Schanker „Ulcus molle"

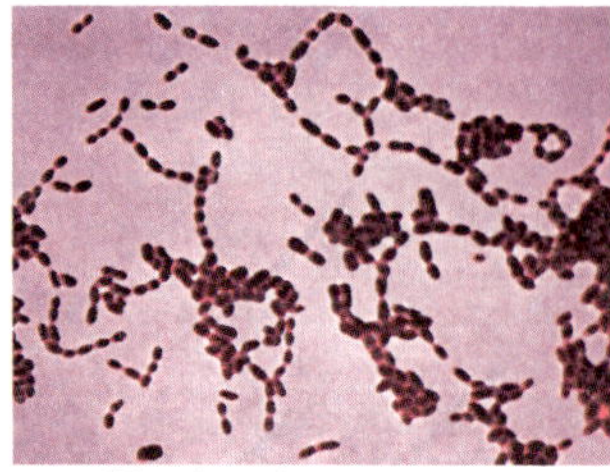

Hämophilus ducreyi

Die Diversität und Individualität des Mikrobioms ist der entscheidende Schutzfaktor gegen Infektionen

Bei Freiwilligen trat nach Beimpfung mit dem Erreger am Oberarm nur bei denjenigen eine Krankheits-Symptomatik auf, die ähnliche Mikrobiom-Besiedlungen zeigten, Probanden mit unterschiedlicher, mehr individueller Keimflora blieben dagegen symptomlos. **Ob sich ein Pathogen niederlässt, ist also im Wesentlichen von der bakteriellen Ökologie des (Schleim-) Hautmilieus abhängig** (gilt auch für Covid-19-Infektionen)

Quelle: van Rensburg, J., Lin, H., Gao, X. et al.: The Human Skin Microbiome Associates with the Outcome of and Is Influenced by Bacterial Infection. mBio 2015; 6(5): e01315-15

ducreyi) auf die Haut appliziert. Das Ergebnis war, dass nur diejenigen erkrankten, die ein wenig individualisiertes Mikrobiom hatten. Das heißt: Ob sich ein Pathogen, ein Parasit oder ein Krankheitserreger niederlässt, hängt am wenigsten von der Exposition ab – wir nehmen ständig Millionen von Krankheitserregern auf –, sondern von der mikrobiellen Ökologie der Schleimhaut.

Die vielfach propagierte Behauptung – wenn ein Keim kommt, macht er alle krank – stimmt so nicht und hat mehr mit Angstmache, als mit der Wirklichkeit zu tun. Sozialmedizinisch sinnvoller wäre es, die individuelle Autonomie und damit die Immunfunktionen zu stärken. Ob wir krank werden, entscheidet nicht der Keim, sondern der Organismus des Menschen und sein Immunsystem.

Das gilt auch für die Covid-19-Erkrankung. Menschen, die an diesem Virus schwer erkranken, haben ein geschädigtes oder reduziertes Mikrobiom, auch das konnte bei Untersuchungen gezeigt werden.[8] Martin Blaser ist einer der bekanntesten Mikrobiom-Forscher an der

8 Yeoh, Y.K., Zuo, T., Chung-Yan Lui, G. et al: Gut microbiota composition reflects disease severity and dysfunctional immune responses in patients with COVID-19. Gut 2021, 70 (4), S. 698–706.

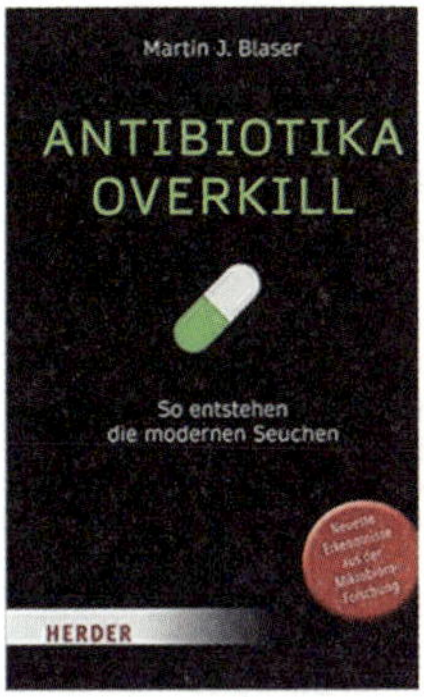

Antibiotika

→ Im Durchschnitt bekommt ein Kind in den ersten zwei Lebensjahren

– 3 Antibiotikatherapien

– 17 bis zum 20. Lebensjahr

– 30 bis zum 40. Lebensjahr

im Durchschnitt

In allen Industrieländern sind die Zahlen ähnlich.

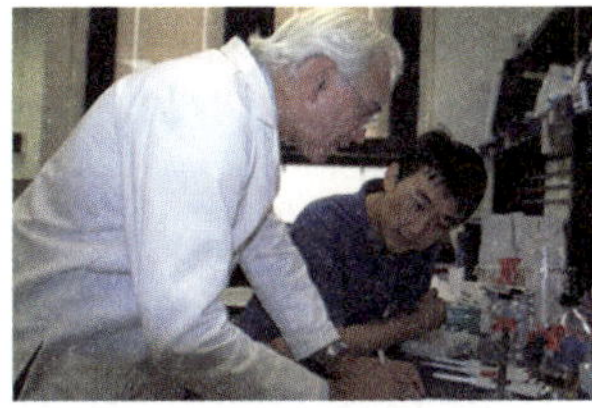

Prof. Dr. Martin Blaser (li.), Direktor des Human Microbiome Programs an der Univ. New York, in seinem Labor im Langone Medical Center
Foto: Carl Glenn

Universität von New York. In seinem Buch *„Antibiotika Overkill"* beschreibt er, wie durch die Massenanwendung und unkritische Verabreichung von Antibiotika – die man oft schon bei banalen Virusinfektionen verschrieben bekommt, wo sie sowieso nicht helfen – ein Problem entsteht, das uns jetzt einholt.

Hoch problematisch ist es, wenn Kleinkindern bei normalen Infekten Antibiotika verabreicht werden, also in den ersten drei Lebensjahren, in denen, wie gesagt, die entscheidende Prägung des Mikrobioms und damit auch die Ausbildung des Immunsystems stattfindet.

In den ersten zwei Lebensjahren erhält ein Kind in den USA im Durchschnitt drei Antibiotika-Therapien und bis zum 40. Lebensjahr sind es im Schnitt 30 Behandlungen. Die Folgen werden in Martin Blasers Buch beschrieben. Warum gibt es in den USA so viele Übergewichtige, vor allem unter Kindern und Jugendlichen? Die Adipositas hat extrem zugenommen, was nicht nur mit schlechten Ernährungsgewohnheiten, sondern auch mit gestörten Mikrobiomen zusammenhängt. Durch häufige Antibiotika-Gaben verändert sich das Mikrobiom nachhaltig. Dadurch werden Keime selektiert, die dafür sorgen, dass sozusagen ein Maximum an Kalorien aus der Nahrung herausgezogen wird. Deshalb werden in der Massentierhaltung so viele Antibiotika eingesetzt, doppelt so viele wie in der Humanmedizin. Die Tiere haben dadurch bis zu 20 % mehr Gewicht, und dementsprechend steigen die Profite.

Durch die Antibiotika-Gaben in der Kindheit kann es aber auch zu neurologischen Entwicklungsstörungen, Autismus, Magen-Darm-Störungen und Hormon-Störungen kommen; zum Beispiel kann dadurch die erste Regel der Mädchen früher einsetzen. Das hängt damit zusammen, dass durch Antibiotika Keime zerstört werden können, die für den Östrogen-Stoffwechsel wichtig sind. Wenn die Östrogene nicht richtig abgebaut werden können, entstehen zu hohe Spiegel, was eine geschlechtliche Entwicklungsbeschleunigung zur Folge hat. Diese Mädchen haben mit zehn, elf Jahren schon die erste Regel oder ein beschleunigtes Brustwachstum bis hin zu einer früheren durchschnittlichen Karzinom-Inzidenz. Brustkrebs entsteht und wächst bekanntlich unter Östrogen-Einfluss schneller. Mit Antibiotika befeuern wir also auch das Entstehen von Karzinomen.
Eine Antibiotika-Gabe in den ersten beiden Lebensjahren erhöht das Risiko von Heuschnupfen von 14 % auf 56 %, von Neurodermitis von 15 % auf 41 %. Angststörungen, das wissen wir schon lange von der

Antibiotika – Risiken bei Gabe in den ersten drei Lebensjahren

Übergewicht, Adipositas, Asthma, Typ 1 Diabetes, Psychosen

Autismus u.a. neurologische Störungen
Mikrobielle SW-Produkte für Hirnentwicklung: Ganglioside, Serotonin, Dimethylamin, Hippursäure, Propionsäure und kurzkettige Fettsäuren, 70 % der Kinder haben Magen-Darm-Störungen und 9 Clostridien-Arten, die bei gesunden nicht vorkommen.

Autoimmunerkrankungen (z.B. M. Crohn)

Hormonstörungen
Estrobolom gestört (Östrogenabbau durch Mikroorganismen im Darm): frühe Menarche, größeres Brustwachstum, Fruchtbarkeitsstörungen, Mammakarzinom (BRCA-positive Frauen erkrankten in der vorantibiotischen Ära deutlich später als heute

Allergien
Mindestens eine Antibiotika-Gabe in den ersten beiden Lebensjahren
→ Anstieg von Heuschnupfen 14 % auf 56 %, Anstieg von Neurodermitis 15 % bis 41 %

Angststörungen
Vor allem durch Fluorchinolone wie z.B. Ciprofloxacin.

Auswirkung vieler Antibiotika, können bis zu Panikattacken führen, weil das Mikrobiom gestört ist. Ein gesundes Mikrobiom sorgt für eine Art Vitalstrom, der unser ganzes Befinden und unser Fühlen beeinflusst. Wenn dieser Lebenskräftestrom verebbt, können Depressionen und Angststörungen entstehen, auch ohne adäquate äußere Ursachen. Es soll damit selbstverständlich keine generelle Ablehnung von Antibiotika propagiert werden. Diese Substanzen haben in der Medizin durchaus ihren Stellenwert, aber die Verschreibungen sollten angesichts der jüngsten Daten vor allem im Kindesalter viel kritischer geprüft werden. Wie so oft in der Medizin ist es mehr die Angst als die Besonnenheit, die hier Regie führt. „Geben wir lieber ein Anti-biotikum, dann sind wir auf der sicheren Seite“, lautet die oft gehörte, trügerische Logik.

Kommen wir zu den atopischen Erkrankungen wie Allergien und Asthma. Im 19. Jahrhundert stellten Allergien noch eine absolute Rarität dar. 2011 lagen die Erkrankungszahlen in den Industrieländern schon bei 25-30 % der Bevölkerung.
Stephan Weiland, ein führender englischer Epidemiologe, äußerte einmal scherzhaft, die englische Sprache sei der größte Risikofaktor für Asthma und Allergien. Er meinte damit, dass im englischen Sprachraum – Weltmeister sind die Australier – enorm hohe Allergie-Quoten vorliegen. Woran liegt das? Die Ursachen sind vielfältig: industriegefertigte, unnatürliche Nahrungsmittel mit zahlreichen Zusatzstoffen, Stress, schlechtes Mikrobiom, eine unkritisch großzügige Impf-Politik und Antibiotika-Gaben, Hygiene-Wahn und Bakterienangst als Geschäftsmodell – tausende Produkte werden als „antibakteriell“ vermarktet. Alle Länder mit hoch entwickeltem westlichem Lebensstil sind in der Allergie-Statistik führend, in Deutschland zwischen 20-25 % – von West nach Ost und von Nord nach Süd nimmt die Allergiehäufigkeit weltweit ab – im Nahen Osten sind es 5-10 %. Die Indonesier haben die niedrigsten Quoten auf der Welt, was wohl an ihrer vielfach noch naturnahen Lebensweise, anderen Hygieneverhältnissen und medizinischen Versorgungsstrukturen liegen wird.
40 % der 14- bis 17-Jährigen in den Industrienationen sind heute von mindestens einer atopischen Krankheit betroffen. In den sogenannten Entwicklungsländern kann man verfolgen, wie sich seit den 1950er

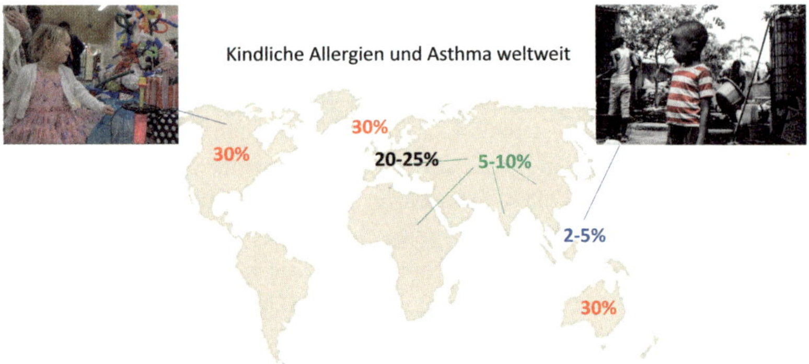

ISAAC – Studie (ISAAC = International Study of Asthma and Allergies in Childhood 1991-2012 → seit 2012 Global Asthma Network) https://isaac.auckland.ac.nz/about/about.php

ISAAC – Studie (ISAAC = International Study of Asthma and Allergies in Childhood 1991-2012 bzw. 2012 Global Asthma Network. siehe https://isaac.auckland.ac.nz/about/about.php / Foto links: Defense Visual Information Distribution Service-Julio Martinez. Foto rechts: pixabay/gabrielberophs

Jahren die Asthma-Inzidenz entwickelt hat. Je mehr diese Länder den westlichen Lebensstil annehmen, desto steiler steigen die Kurven. Der Anstieg der an Asthma Erkrankten ist seither weit über die 300 Millionen hinausgegangen. Asthma ist mittlerweile der häufigste Grund für Fehlen in der Schule.

In England gab es eine großangelegte Studie zu Asthma und Schwangerschaft. Es hat sich gezeigt, dass die Angst der schwangeren Mutter eng mit der Häufigkeit von Asthma korreliert. Man kann bei überängst-

Asthma beruht wesentlich auf der Tatsache, dass die Ausatmung, der Ausatmungsstrom bei seinem Durchgang durch die Luftwege Widerstände findet. Er hakt sich gewissermaßen ein ... Und die äußeren Ursachen liegen eigentlich oftmals wirklich im Embryonalleben. Sie liegen darinnen, dass die Mutter Schocks oder Kümmernisse gehabt hat, die sich in unregelmäßigen Wiederholungen immer wieder ergeben haben während der Schwangerschaft. Solche Dinge, sie wirken außerordentlich stark auf das gesamte Schleimhautsystem des Atmungstraktes. (Rudolf Steiner, 1924)

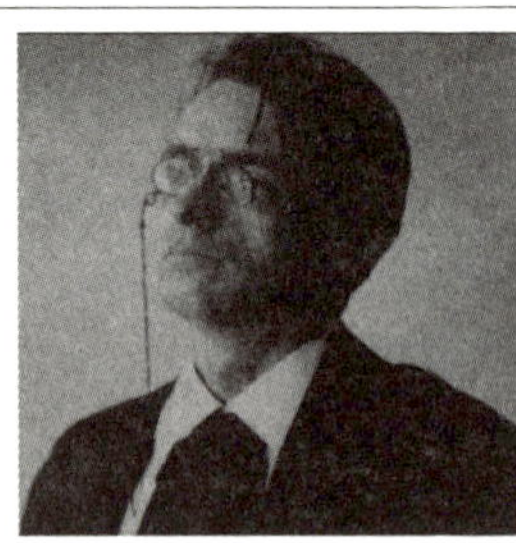

Asthma und Angst (Mikrobiom assoziiert)

Epidemiologie: Trends in der Prävalenz des Asthma

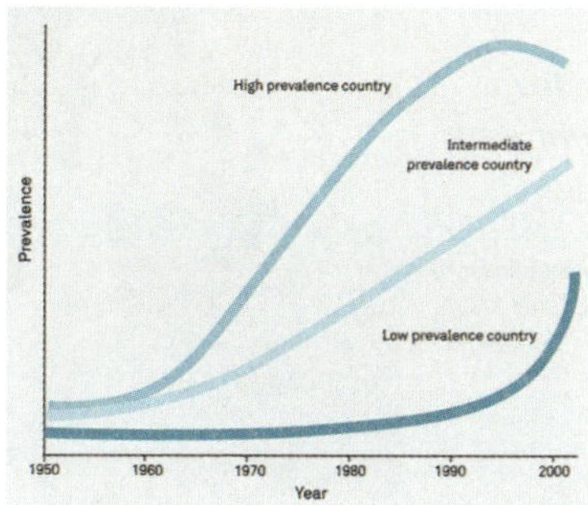

[BousquetJ et al. Bulletin of the World Health Organization. 2005 July; 83(7): 548-554]

Weltweit 300 Mill. Asthmakranke (WHO-Schätzung) Anstieg seit 50 Jahren.

In Mitteleuropa 14 % der Kinder (Erw. 6 %), die höchste Prävalenz haben USA, GB, Australien.

In Deutschland ist Asthma der häufigste Grund für Fehlen in der Schule.

Niedrigere Prävalenz in Entwicklungsländern, die mit Urbanisierung und westlichem Lebensstil ansteigt.

Angst der Mutter während der Schwangerschaft und in den Babyjahren ist ein verlässlicher Marker für Asthma. (ALSPAC-Studie, England mit 15247 Schwangeren

Grafik: https://apps.who.int/iris/bitstream/handle/10665/269448/PMC2626301.pdf?sequence=1&isAllowed=y

lichen Müttern im Nabelschnurblut bestimmte Immun-Globuline nachweisen, die typisch sind für Asthma-Erkrankungen. Das heißt, die Stress-Biologie der Mutter geht schon während der Schwangerschaft auf den kindlichen Organismus über. Auch Antibiotika-Gaben während der Schwangerschaft erhöhen das Asthma-Risiko des Kindes – eine Antibiotika-Gabe um etwa 90 %. Es liegt nahe, dass ängstliche Mütter (und Ärzte) ihren Kindern häufiger Antibiotika verabreichen.

Leiden Menschen an Asthma, muss man immer auch die psychische Komponente mit im Bewusstsein haben. Dieser Zusammenhang wurde in vielen Fällen beschrieben, wo durch schockartige Erlebnisse, durch Panik und Angst die Immunsysteme und mit ihnen die ganze Atmungsorganisation geschwächt werden. Über die Atmung äußert sich das Seelische unmittelbar. Beim Lachen und Weinen haben wir es mit modifizierten Atmungsprozessen zu tun. In seelischen Stressmomenten kann es zum Stocken der Atmung kommen, wir atmen im Schreck tief ein, halten die Hand vor den Mund oder „die Luft an". Wenn etwas nochmal gut gegangen und der Schreck vorbei ist, kommt die erlösende Ausatmung. Bei der Hyperventilation atmen seelisch übererregte Menschen so schnell, dass sie zu viel Kohlendioxid

Angst, Panik und Trauer führen dazu, dass die Atmungsorgane nicht mehr dem Willen des Patienten gehorchen.

Moses Maimonides, span.-maurischer Arzt und Philosoph, Cordoba, 12. Jh.

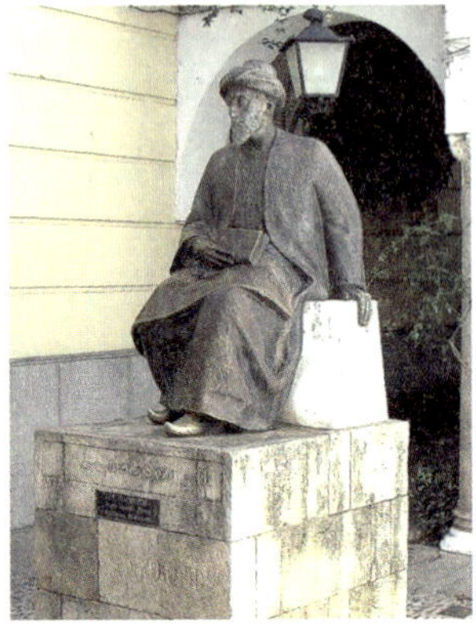

Abb: Moses Maimonides/wikipedia/Dr. Manuel

verlieren, was wiederum zu Schwindel und Ohnmacht führt. Seufzen, Stöhnen, Aufatmen, „mir bleibt die Luft weg" oder „es verschlägt mir den Atem" – der Sprachgenius birgt einen reichen Schatz an psychosomatischen Zusammenhängen. Das Seelische drückt sich unmittelbar in der Atmung aus; das wusste man schon im 12. Jahrhundert.

Gefühle, Traumata und Immunsystem

Was unterscheidet eigentlich einen Gedanken von einem Gefühl? – Der Unterschied besteht darin, dass Gefühle immer mit leiblichen Funktionen verbunden sind.

Der französische Philosoph Maurice Merleau-Ponty (1908-1961) bemerkte einmal: *„Einen Körper haben wir, aber Leib sind wir."* Mit Leib ist also nicht ein Objekt im Sinne der heutigen dualistischen Vorstellung gemeint, sondern der gleichermaßen erlebte und erlebende beseelte Körper, dessen Physiologie mit unseren Gefühlen verwoben ist. Was man bis vor wenigen Jahren noch nicht genau wusste, aber heute immer besser nachweisen kann, ist, dass unser Immunsystem in all seinen Funktionen Teil unserer Gefühlsbiologie ist. Unsere Immunfunktionen schwingen immer mit unseren seelischen Zuständen mit.

Lässt man beispielsweise Schauspieler sehr traurige oder stressige, konflikthafte Szenen spielen, kann man schon eine Beeinträchtigung ihrer Immunfunktionen unmittelbar messbar nachweisen. Bei heiteren Szenen ist es umgekehrt. Bei plötzlich arbeitslos gewordenen Menschen kommt es zu einem Rückgang der natürlichen Killerzellen, die für die Abwehr von Tumorzellen und Infektionen wichtig sind. Es gibt zahlreiche Untersuchungen, die zeigen, dass sich zum Beispiel bei Patienten mit chronischen Autoimmunerkrankungen – wie Rheuma oder Multiple Sklerose – unter Stress die Symptome verschlimmern, weil dadurch die autoaggressive Komponente des Immunsystems angeheizt wird. Deshalb werden die Autoimmunkrankheiten auch als stressassoziierte Erkrankungen bezeichnet.
Wer sein Seelenleben durch regelmäßige Meditation selbst zu kontrollieren und zu regulieren lernt, verändert sein Mikrobiom, wodurch die Immunfunktionen verbessert werden und das Risiko für zahlreiche Erkrankungen sinkt. Diese Zusammenhänge sind durch eine Vielzahl von Studien belegt. Die Immunfunktionen korrelieren relativ unmittelbar mit unseren seelischen Zuständen: Bei akuten Belastungen steigen sie meist zunächst an, wenn aber negativer Stress über Wochen und Monate anhält, erschöpfen sich die Immunfunktionen, der Organismus verbrennt sich gewissermaßen im eigenen immunologischen Dauerfeuer und das Risiko für zahlreiche Erkrankungen steigt an.

Leib und Gefühl

„Einen Körper haben wir, aber Leib sind wir."
Maurice Merleau-Ponty

- Lachen
- Weinen
- Herzklopfen
- Erröten
- Gänsehaut
- Angstschweiß
- Bleich vor Schreck
- Ohnmacht
- Nervöser Durchfall
- Krämpfe
- Zittern
- Sexualität
- Speichelfluss (oder Spuke weg)
- „schlägt auf Magen"
- „geht an die Nieren"
- u.v.m.

Immunsystem ??

Lässt sich heute messen!
2000 versch. Neuromediatoren, Interleukine und andere Botenstoffe

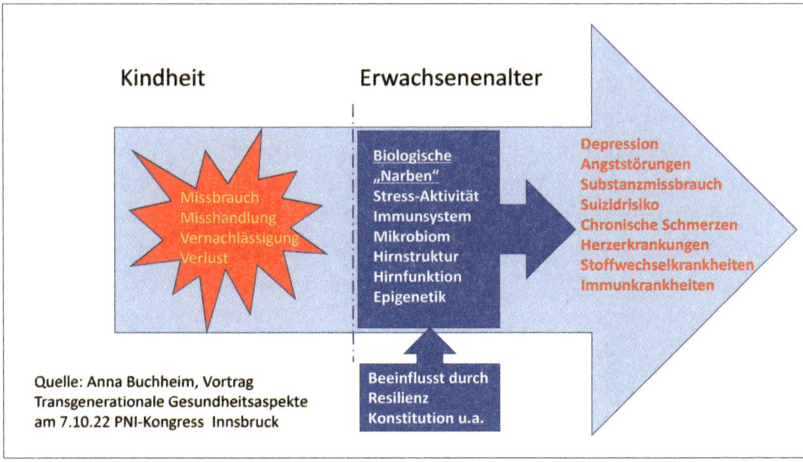

*„Angst ist mit Abstand das stärkste Gefühl, das über die Aktivierung neuronaler Netzwerke des limbischen Systems, speziell der Amygdala, die im Hirnstamm angelegten Regelsysteme für die integrative Steuerung körperlicher Reaktionen und damit der Selbstheilungskräfte des Organismus zu stören vermag.“ (*Gerald Hüther, Neurobiologe)

Angst und Stress in der Kindheit

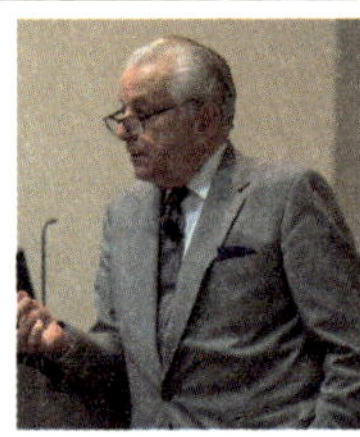

Vincent Felitti, Univ. California, ACE Studie („Adverse Childhood Experience“)
28.824 Teilnehmer (1995-97)

Erhebung:
- Schläge, sex. Missbrauch, seelische und körperliche Vernachlässigung?
- Alkohol, Drogen, Scheidung, Gewalt, Depressionen, Haftstrafen bei Eltern?
- Aktueller physischer und psychischer Gesundheitszustand?

Ergebnis:
Enge Korrelation des Ausmaßes der kindlichen Stresserfahrung zum späteren Gesundheitszustand
→ Chron. Aggression und Depression als zuverlässiger Prognosefaktor für Herzinfarkt, aussagekräftiger als traditionelle Risikofaktoren wie Rauchen, Fettleibigkeit, Bewegungsmangel
→ Durchgehende Erhöhung von Entzündungswerten (CRP) und Immun-Botenstoffe (Erhöhtes Risiko für Schlaganfall, Krebs, Rheuma, Diabetes, Osteoporose, Paradontose u.v.m.)
→ bei 6 Adverse-Childhood-Experiences (ACE)-Faktoren ist die Lebenserwartung um 20 Jahre reduziert

„Die Bedeutung familiärer Geborgenheit in der Kindheit kann nicht überbetont werden.“
Christian Schubert

Foto: Vincent Felitti/www.flickr.com/Valecia College, Orlando, FL.

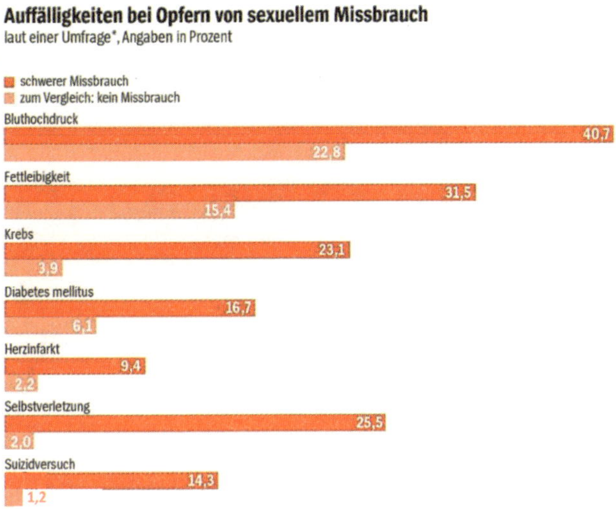

Biologisches Stress-System bleibt zeitlebens überaktiv

https://www.dbh-online.de/aktuelles/studie-des-universitaetsklinikums-ulm-sexueller-missbrauch-von-kindern-und-jugendlichen

Wir wissen heute, wenn in der Kindheit Traumatisierungen stattfinden, durch Missbrauch, Misshandlung, Vernachlässigung, Verlusterlebnisse usw., führt dies bei den Kindern zu psycho-biologische Narben. Diese Erlebnisse prägen sich ein in die Stress-Biologie, in das Immunsystem. Sogar unsere einheimische Viren- und Bakteriengemeinschaft reagiert hochsensibel auf dauerhaften Stress und psychische Belastungen. Angst und chronische Konflikte lassen das Mikrobiom verarmen. Diese Narben sind im höheren Lebensalter häufig die Grundlagen von Depressionen, Angststörungen, Suchterkrankungen, Suizidgefährdung, Immunerkrankungen u.v.m.

Bereits in den 1990er Jahren gab es eine berühmt gewordene Studie in den USA von Vincent Filetti; er analysierte die Vorgeschichte von 28.000 Kindern über mehrere Jahre und untersuchte, wie sich negative und traumatische Kindheitserfahrungen im späteren Leben auf die Gesundheit auswirkten. Wenn sechs der erhobenen Faktoren zusammenkamen, reduzierte sich die Lebenserwartung bei den betroffenen Kindern durchschnittlich um 20 Jahre.

Angst und Herzinfarkt

Die Befunde, die William Enos vom Armed Forces Institute of Pathology in Washington 1953 publizierte, waren besorgniserregend: Nicht weniger **als 77 Prozent** der im Korea-Krieg gefallenen Soldaten wiesen trotz eines **Durchschnittsalters von nur 22 Jahren** bereits eine **makroskopisch erkennbare Koronarsklerose** auf. Bei den meisten Soldaten beschränkte sich die Atherosklerose auf fibrotische Veränderungen, doch 15 Prozent hatten mindestens eine höhergradige Stenose, die das Lumen einer Koronararterie um mehr als 50 Prozent verengte.

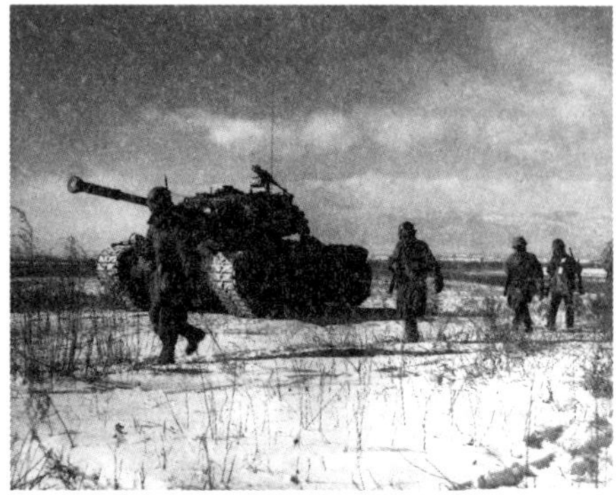

Foto: wikimedia.org/ Corporal Peter McDonald
Quelle: JAMA 1953; 152: 1090-1093. Aus Deutsches Ärzteblatt 27.12.2012

In einer weiteren Studie an der Universität Ulm konnte gezeigt werden, dass Menschen, die als Kinder missbraucht wurden, im späteren Lebensalter neben zahlreichen anderen Erkrankungsrisiken ein sechsfach erhöhtes Krebsrisiko haben. Der ganze Organismus missbrauchter Kinder bleibt dauerhaft in erhöhter Alarmbereitschaft mit erhöhten Stressparametern. Dabei reichen oft nichtige Anlässe als Triggerpunkte aus – ein Gegenstand, ein Geruch, ein Bild, ein Gesicht, eine Gesprächssituation o.ä., um das alte Trauma zu reanimieren und die Stresshormone in die Höhe schießen zu lassen.
Im Koreakrieg (1950-1953) hat man 200 junge gefallene Soldaten mit einem Durchschnittsalter von 22 Jahren obduziert, die an der Front waren und über mehrere Monate täglicher Todesangst und damit maximalem Stress ausgesetzt waren. Über 70 % dieser jungen Menschen hatten sichtbare Verkalkungen in den Herzkranzgefäßen, zum Teil mit höhergradigen Stenosen. Gefäßverkalkungen gibt es normalerweise in diesem Alter nicht. Man sieht, wie sich unmittelbar seelische Faktoren körperlich auswirken. Der Einfluss von Angst und negativem Stress bei der Entstehung der Arteriosklerose, der häufigsten Todesursache in der westlichen Welt, wird heute zugunsten einer pharmakologisch lukrativen – Cholesterin- und Bluthochdruck bekämpfenden – Strategie sträflich vernachlässigt.

Resilienz

Man hat sich immer wieder gefragt, wie es möglich ist, dass Kinder auch trotz schwer belastender Erfahrung zu einem gesunden, glücklichen und sinnerfüllten Leben finden. Woraus speist sich die sog. Resilienz, die manche Menschen trotz widrigster Umstände seelisch nicht zusammenbrechen lässt. So beschreibt beispielsweise der Psychotherapeut *Boris Cyrulnik* (*1937) seine eigene schwere Kindheit; er wurde als Sechsjähriger von seinen Eltern getrennt und in einer Synagoge eingesperrt. Seine Eltern starben in einem Konzentrationslager. Nach einer Odyssee durch Kinderheime, Pflegefamilien und Internate fand er letztlich doch seinen eigenen Weg und ist heute einer der bekanntesten Resilienz-Forscher. Worin liegen nun die Einflüsse und Bedingungen, die unsere seelische Immunität und Widerstandskraft stärken?

Wie bei der Entwicklung des Mikrobioms und des Immunsystems spielen auch bei der Resilienz-Entwicklung die ersten Lebensjahre eine entscheidende Rolle.

Die US-amerikanische Entwicklungspsychologin *Emmy Werner* (1929-2017) führte bereits in den 1950er Jahren eine Langzeitbeobachtung an 700 Kindern auf der hawaiianischen Insel Kauai durch, die allesamt in sozial elenden Verhältnissen aufwuchsen. Trotz Armut, Mangelernährung, schwerer Vernachlässigung und Misshandlung durch meist alkoholkranke Eltern schafften ein Drittel dieser Kinder den Weg in ein normales Leben; sie blieben psychisch gesund, erlernten normale Berufe und hatten stabile Beziehungen. Die anderen zwei Drittel der Kinder folgten der negativen Prägung durch die Eltern, wurden gewalttätig, psychisch krank und hatten verschiedene Suchterkrankungen. Worin lag nun der Grund für diese so unterschiedliche Entwicklung trotz sehr ähnlicher Ausgangsbedingungen?

Emmy Werner fand in der Sozialanamnese der resilienten Kinder wenigstens eine Vertrauensperson, zu der sie aufschauen konnten, von der sie sich geliebt fühlten und die sich um sie kümmerte; das konnte ein Lehrer, ein älteres Geschwisterkind oder eine Großmutter sein. Dadurch, dass diese Kinder einen Menschen hatten, der an sie glaubte, lernten sie auch den Glauben an sich selbst. Solche Vertrauenserfahrungen scheinen den Nährboden der Resilienz-Entwicklung zu bilden. Der Religionsphilosoph *Martin Buber* (1878-1965) hat es in einem schönen Satz auf den Punkt gebracht: „*Der Mensch wird erst am Du zum Ich.*" Letztlich sind unsere Beziehungen das Wichtigste im Leben, und wenn Kinder nicht von einem liebenden Menschen – das müssen nicht zwingend die Eltern sein – in Empfang genommen werden, finden sie keinen Zugang zum Leben.

Es ist das geliebte Vorbild, das schon der ganz kleine Mensch sucht, an dem er sich orientieren und entwickeln kann. Das Leben in Beziehung ist die erste Sprache, die das Neugeborene versteht.

Wir müssen uns immer bewusst sein, dass die Umgebung und ihre Einflüsse auf das kleine Kind konstitutiv wirken. Wenn ein Vater seinen dreijährigen Sohn ausschimpft, weil er Milch verschüttet hat, dann lernt das Kind nicht, dass man keine Milch verschütten sollte, sondern es lernt, wie man sich aufregt und schimpft. Wenn man es schlägt, lernt es, dass Schlagen gut und richtig ist, und neigt später zu Gewalttätigkeit. Eine sehr ängstliche Mutter behütet ihr Kind nicht nur vor schlechten Erfahrungen, sondern erzieht es zur Ängstlichkeit. Kinder, die Entwertungserfahrungen machen, wie beispielsweise „*Du bist ein Versager*", „*Du wirst es nie zu etwas bringen*", „*Du gehörst zu den Schlechtesten in der Klasse*" verinnerlichen diese Erfahrung und entwickeln ein negatives Selbstbild mit entsprechenden psychologischen und auch immunologischen Konsequenzen.

Der bekannte Tübinger Kinder- und Jugendpsychiater *Reinhart Lempp* (1923-2012) nannte einmal die *Schulnoten* einen Angriff auf die Menschenwürde. Ein Kind kann eine Fünf in Mathematik nicht als objektives Bewertungskriterium auffassen, sondern erlebt diese Note als Abqualifizierung seiner ganzen Person. Das Nicht-versetzt-Werden kommt besonders im frühen Jugendalter, in dem die Zugehörigkeit zur Gruppe ein zentrales Lebensmotiv darstellt, in vielen Fällen einer traumatischen Erfahrung gleich. Die Folgen sind entweder Gewalt, Aggression und Imponiergehabe als kompensatorische Selbstaufwertung oder Rückzug, selbstschädigendes Verhalten, Drogenmissbrauch usw. Die Schule mit ihren Leistungsansprüchen, Auslese-Strukturen und den damit verbundenen Existenz- und Versagensängsten ist heute zu einem Stressor ersten Ranges für Kinder und Jugendliche geworden.

Das psychoneuroimmunologische Wissen ist in der Pädagogik noch nicht sehr verbreitet. Statt einer *Bewertungskultur* brauchen wir eine *Bestärkungskultur*.

Berührung, Haut und Psyche

Die Neurodermitis ist eine unserer Hauptplagen bei den Kinderkrankheiten. In den Lehrbüchern steht, dass wir nicht wissen, wie diese Krankheit entsteht. Doch wenn es um das wirkliche Verständnis der Krankheitsursachen geht, braucht man immer den „peripheren Blick"; das heißt, wir müssen immer den gesamten Lebenskontext eines Patienten im Blick haben. Dann erst verstehen wir, warum in diesem individuellen Fall eine Krankheit entsteht und warum sie so verläuft.
Die Neurodermitis ist seit 1950 um etwa 600 % angestiegen. Kinder mit Neurodermitis haben ein gestörtes, verarmtes Mikrobiom auf ihrer gesamten Haut, auch an Stellen, wo keine Krankheitsherde vorhanden sind. Die Diversität der Hautflora ist erheblich reduziert, d.h. die ursprünglich vielfältige Keimkultur verschiebt sich immer mehr in Richtung einer Monokultur. Nur ganz bestimmte Keime vermehren sich rasant, andere fehlen vollständig.
Wenn ein Kind Stress erlebt, zum Beispiel durch Angst, Gewalt oder Aggression im Elternhaus, kann man dies an der Haut ablesen bzw. messen. Dann geht die Durchblutung zurück, es ändert sich der Salzgehalt, der PH-Wert u.v.m. Das Hautmilieu und seine Mikrobengemeinschaft verändern sich, und der Geruch wird anders. Die menschliche Haut-Physiologie entspricht einem hochkomplexen Ökosystem, das sehr sensibel auf verschiedenste Einflüsse reagiert. Bei gesunden Verhältnissen stellt sich das individuelle System trotz störender Einflüsse immer wieder her.
Auf dem Kongress für Psychoneuroimmunologie im Oktober 2022 in Innsbruck wurde über den Zusammenhang von Hauterkrankungen mit psychosozialen Faktoren berichtet.
Im Rahmen einer Studie wurden Eltern angehalten, ihre Kinder mit Neurodermitis 20 Minuten pro Tag über einen Monat zu massieren, begleitend zur dermatologischen Therapie. Eine Kontrollgruppe

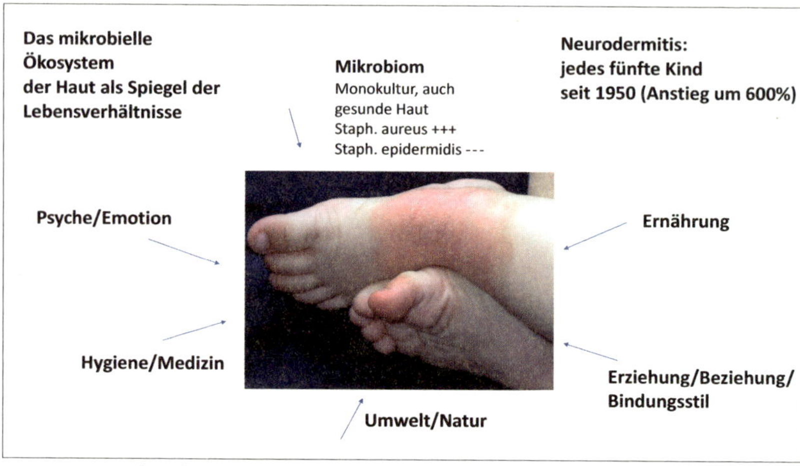

Foto: wikipedia/Bernd Untiedt

erhielt eine Standardtherapie. Nach einem Monat hatten die Kinder in der Massage-Gruppe geringere Angst-Level und weniger Symptome (Rötung, Lichenifikation, Kratzdefekte und Juckreiz). Der Körperkontakt veränderte die gesamte Hautphysiologie des Kindes – manchmal mehr als durch alle andere Therapiemaßnahmen. In Nepal zum Beispiel ist es üblich, dass man die Babys massiert – und dort hat man eine der niedrigsten Raten von Neurodermitis weltweit. Erfahrene Kinderärzte betonen immer wieder, wie wichtig das Kuscheln und Knuddeln mit den Kleinen ist. Ein Kind kann blind oder taubstumm, sogar mit beidem geboren werden und trotzdem ein gesundes Leben führen. Fehlt ihm aber dieser „*Social Touch*", die menschliche Berührung im weitesten Sinne dieses Worts, dann stirbt das Kind.

Wir wissen heute, dass chronische Einsamkeit ein stärkerer krankmachender Faktor als Rauchen, Alkohol und Übergewicht ist. Soziale Isolation und die damit verbundenen Ängste sind einer der wirkmächtigsten Immunkiller überhaupt.

Auf der biologischen Ebene kommt dabei dem Hormon Oxytocin eine wichtige Rolle zu, welches ein wichtiger Immun-Modulator ist, der bei jeder wohlmeinenden Berührung, bei jedem menschlichen Nähe-Erlebnis und bei jeder guten freundschaftlichen Beziehung ausgeschüt-

Massage in Nepal

– 99 % der Neugeborenen wurden nach der Geburt zwei Wochen lang mindestens einmal pro Tag massiert

– 80 % wurden mindestens zweimal pro Tag massiert

Nepal hat eine der niedrigsten Raten von Neurodermitis weltweit

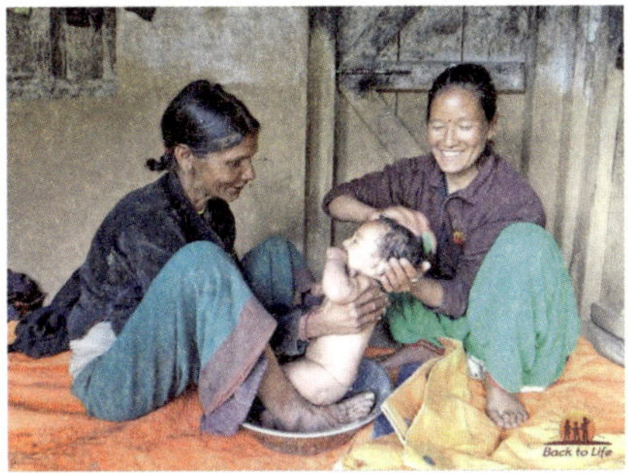

Traditional Massage of Newborns in Nepal: Implications for Trials of Improved Practice, Luke C. Mullany, Gary L. Darmstadt, Subarna K. Khatry, James M. Tielsch. Journal of Tropical Pediatrics, Volume 51, Issue 2, April 2005, Pages 82–86. Folie nach Uwe Gieler, Vortrag „Beziehungsfähigkeit und Psychodermatologie" am 7.10.22 PNI-Kongress Innsbruck: Foto: Back to life e.V.

tet wird. Es stärkt die Immunfunktionen – wobei niedrige Spiegel mit erhöhter Infektanfälligkeit korrelieren; es dämpft die Stress-Parameter, fördert den Schlaf und reduziert Angst und Aggressivität. Singen und Musik hören erhöht den Oxytocin-Spiegel. Während der kindlichen Entwicklung spielt es eine wichtige Rolle bei der Gehirnentwicklung, v.a. des „Social Brain"; misshandelte Kinder haben oft lebenslang erniedrigte Werte bei gleichzeitig verstärkter Stressbiologie, erhöhtem Krankheitsrisiko und gestörtem Sozialverhalten. Höhere Spiegel des Hormons finden sich bei Menschen mit guter Sozialkompetenz. Nicht nur bei körperlicher Berührung steigt der Oxytocin-Spiegel, auch bei jeder Erfahrung von Vertrauen, Fairness und Kooperation. Mobbing am Arbeitsplatz ist nicht nur betriebswirtschaftlich dysfunktional, denn wer mobbt und seine Mitmenschen in Angst und Stress versetzt, begeht letztlich nicht nur eine seelische, sondern auch eine körperliche Kränkung. Nach Schätzung des Instituts der deutschen Wirtschaft beträgt der volkswirtschaftliche Schaden durch Mobbing und seine gesundheitlichen Auswirkungen jährlich mindes-tens 50 Milliarden Euro.[9]

9 https://www.betriebsrat.de/news/konflikte-kosten-geld-20241.

Mit zunehmender emotionaler Misshandlung sinkt der Oxytocin-Spiegel im Blut und im Gehirn, und die Gewaltbereitschaft nimmt zu. Während der Isolationsverordungen im Rahmen der Corona-Maßnahmen stieg die häusliche Gewalt (gegenüber Frauen) um bis zu 80 % an. Die Flucht in digitale virtuelle Welten tat ein Übriges. Im beziehungs- und berührungslosen Online-Raum besteht die Gefahr einer „Entkörperlichung" mit unabsehbaren Folgen, da es zu einem Verlust an körperlicher Nähe und direktem sozialem Kontakt mit entsprechender Senkung des Oxytocin-Spiegels und damit zwangsläufig zu einer Schwächung der Immunfunktionen kommt. Die Problematik der Immunschwächung durch die mikrobielle Verarmung bei mangelndem Austausch hatten wir bereits erwähnt.
Durch Bewegungsmangel, häusliche Konflikte, soziale Isolation, vermehrtem Medienkonsum usw. kam es im Rahmen der Corona-Maßnahmen auch zu einem besorgniserregenden Anstieg von Angststörungen, Depressionen, Essstörungen und sozialen Verhaltensauffälligkeiten. Der Anteil der Kinder, die psychisch belastet sind, hat sich während der Pandemie gegenüber der Zeit davor verdoppelt, von 15 % auf 30 %. Dies hat die COPSY-Studie des Hamburger Universitätsklinik Eppendorf ergeben.[10]

Epigenetik

Die Epigenetik ist ein relativ junges Forschungsfeld, das in den letzten Jahren aufschlussreiche Erkenntnisse für unser Thema geliefert hat. Das „Epigenom" stellt ein Regulativ zwischen der relativ stabilen DNA und der Umwelt dar. Jede Körperzelle enthält im Grunde eine vollständige genetische Ausstattung, die sie aber gar nicht nutzt. Da auf unseren Handflächen keine Haare wachsen, sind die entsprechenden Gene auf diesen Hautzellen stillgelegt. Dies lässt sich mit unserem Gedächtnis vergleichen; wir tragen einen riesigen Schatz an Erfahrungen und Wissen mit uns herum, wovon wir aber in jeder Lebenssituation nur eine passende Auswahl gebrauchen. Gene, die nicht in

10 https://doi.org/10.1055/a-1397-5400

Gebrauch sind, werden auf Dauer in ihrer Aktivität heruntergedimmt, Gene, die häufig benutzt werden, sind leichter aktivierbar. Epigenetik bedeutet also, dass der Organismus einerseits hemmende Einflüsse auf bestimmte Gene ausübt, indem er z.B. auf bestimmte Stellen seiner DNA eine chemisch träge Methylgruppe (CH_3) „aufklebt“ im Sinne von „vorübergehend außer Betrieb“ oder aber auch Acetylgruppen (C(O)CH3) verwendet, wodurch die Gene leichter aktiviert werden.
Wie unmittelbar epigenetische Muster durch psychosoziale Faktoren moduliert werden, mag ein Beispiel verdeutlichen: Setzt man Menschen unter Versuchsbedingungen einem gewissen Stress aus (Trierer Stresstest), sind bereits nach zehn Minuten epigenetische Veränderungen in den Immunzellen nachweisbar: Am Gen des Empfängerproteins für Oxytocin – wir hatten seine wichtige Rolle als Sozial-Hormon bei allen vertrauensbildenden Erlebnissen geschildert – zeigen sich vermehrt Methylgruppen, d.h. die Ansprechbarkeit der Immunzellen auf Oxytocin wird herabgesetzt und damit die „Physiologie des Vertrauens“ gehemmt. Gleichzeitig sinkt auch der BDNF-Spiegel (Brain Derived Neurotropic Factor), der eine wichtige Rolle für Lern- und Gedächtnisfunktionen spielt. Dass Lernen unter Stress ineffektiv ist, lässt sich heute auch neurobiologisch zeigen. Es versteht sich von selbst, dass solche Vorgänge, je öfter und dauerhafter sie sich wiederholen, sich immer tiefer in unsere Genetik einschreiben.
Das hat zum Beispiel für eine gesunde Pädagogik weitreichende Konsequenzen: Autoritäre Konzepte mit hohem, angstbesetztem Leistungsdruck sind nicht nur pädagogisch kontraproduktiv, sondern schaffen auch psychoneuroimmunologisch die Voraussetzungen für chronische Krankheitskarrieren. Eine wichtige Botschaft der Epigenetik besteht nun darin, dass solche epigenetischen Muster weitervererbt werden und sich damit solche Pathologien über Generationen fortsetzen. Erworbene Muster von Angst, Aggression, Depression u.v.m. werden nicht nur als Verhaltensgewohnheiten weitergetragen, sondern tatsächlich vererbt.
„Damit könnte gleichzeitig über Generationen hinweg auch der Schutz betroffener Kinder erhöht werden, da sich in verschiedenen Studien gezeigt hat, dass traumatisierte Eltern, welche selbst Opfer von Kindsmisshandlungen und sexuellem Missbrauch wurden, in der nächsten Generation ein

deutlich erhöhtes Risiko haben, solch traumatisierenden Handlungen an ihre eigenen Kinder weiterzugeben."[11]

Vor wenigen Jahren machte die Freiburger Psychiaterin Katharina Domschke und ihr Team eine viel beachtete Entdeckung. Bei 28 Patienten, die unter häufigen Panikattacken litten, fand sich bei epigenetischen Untersuchungen im Blut eine außergewöhnlich schwache Methylierung des sog. MAOA-Gens, welches in Kombination mit Frustrationen, ständigen Provokationen und anderen psychischen Belastungen das Aggressionspotential fördert. Der Mensch zeichnet sich im Gegensatz zu den Tieren dadurch aus, dass seine Gene ungewöhnlich hohe Methylierungsraten aufweisen, was mit einfachen Worten bedeutet, dass er weniger genetisch determiniert ist und viel höhere Freiheitsgrade im An- und Abschalten von Genen besitzt. Dies trifft auch für zahlreiche andere genetische Regulationsprozesse zu. Menschen haben ein über 30-fach aktiveres Editosom als Affen; d.h. wenn Gene im Zellkern durch die Boten-RNA abgelesen werden, geschieht das nicht eins zu eins im Sinne einer Kopie, sondern die genetische Information wird jedes Mal neu herausgegeben – deshalb „Editosom" im Sinne von „Edition" –, sie wird auf äußerst komplexe Weise so bearbeitet, das sich das, was im Genom gespeichert ist, auch in die reale gegenwärtige Lebenssituation adäquat einfügt. Wir sprechen auch vom RNA-Processing, was im Grunde einer *Biologie der Freiheit* entspricht, denn der Mensch zeichnet sich auch hier – wie in vieler anderer Hinsicht auch – durch eine außergewöhnlich hohe Plastizität und Variabilität aus. Indem er seine Gene durch seine Verhaltensweisen epigenetisch viel flexibler reguliert, ist er auch in der Lage, sich aus angeborenen Mustern, Affekten und aus tradierten Verhaltensgewohnheiten leichter zu emanzipieren. Das erklärt auch das erstaunliche Ergebnis in der Studie von Katharina Domschke, dass sich diese epigenetischen Angst- und Aggressionsmuster nach

11 Jörg M. Fegert, Ute Ziegenhain u. Lutz Goldbeck (Hrsg.): Traumatisierte Kinder und Jugendliche in Deutschland, Analysen und Empfehlungen zur Versorgung und Betreuung. Weinheim/Basel 2013. Zitiert aus: Peter Spork: Gesundheit ist kein Zufall – Wie das Leben unsere Gene prägt. Die neuesten Erkenntnisse der Epigenetik. München 2017, S. 325.

einer sechswöchigen Psychotherapie bereits wieder zurückgebildet hatten![12] Ein wirkliche *Bestärkungskultur* lebt von dem Bewusstsein, dass sich auch ältere Traumata und seelische Verletzungsmuster durch Psychotherapie und Zuwendung aufarbeiten und bewältigen lassen. Für die Prävention in sozialmedizinischer und -pädagogischer Hinsicht bedeutet dies, dass Aggression und Gewalt v.a. bei jungen Menschen keine von Natur aus existierenden „Triebe" sind, wie es noch ältere psychologische Schulen annahmen, sondern *erworbene* Muster, an deren Zustandekommen das ganze soziale Umfeld – letztlich die gesamte Gesellschaft und ihre ethisch-kulturellen Wertmaßstäbe – mitverantwortlich sind. Eine frühzeitige medizinisch pädagogische Intervention und Prävention kann hier den Teufelskreis der transgenerationalen Weitergabe destruktiver Verhaltensweisen vermeiden helfen.

Autoimmunerkrankungen

Vor diesem Hintergrund hat die Psychoneuroimmunologie auch entscheidende Erkenntnisse zu den Autoimmunerkrankungen geliefert, die seit etwa 60-70 Jahren, v.a. in den Industrienationen, kontinuierlich zunehmen.
Die chronische Polyarthritis, auch rheumatoide Arthritis genannt, gehört zu den häufigsten Autoimmunerkrankungen; etwa 0,5-1 % der Bevölkerung sind betroffen. Die Erkrankung beginnt meist im jüngeren Erwachsenenalter, ist Stress-assoziiert, verläuft in Schüben und betrifft in der Mehrzahl Frauen. Bei Mikrobiom-Analysen der Betroffenen finden sich meist charakteristische Veränderungen hinsichtlich verschiedener Bakterienspezies. 20 % der Patientinnen weisen sogar ein Bakterium auf (*Subdoligranulum didolesgii*), das bei Gesunden überhaupt nicht vorkommt und wogegen das Immunsystem Antikörper bildet, die gleichzeitig auch die Gelenke angreifen.

12 https://pubmed.ncbi.nlm.nih.gov/27045843/ Gottschalk, M. G., Domschke, K.: Genetische Aspekte in der Ätiologie und Therapie von Angsterkrankungen. In: Zwanzger, P. (Hrsg .): Angst: Medizin. Psychologie. Gesellschaft. Berlin 2018, S. 119-129.

Wir stoßen hier auf einen für das Verständnis bedeutsamen Punkt: Das Mikrobiom muss man als Spiegel unserer gesamten Lebenskräfte-Organisation verstehen, der hochsensibel wie ein Seismograph alles an Einflüssen und Erfahrungen während des Lebens in sich aufnimmt und wie in einem biologischen Gedächtnis bewahrt; dazu gehören auch traumatische Entwertungserfahrungen, wie Ausgrenzung, Demütigung, soziale Isolation, chronische Konflikte usw. Der Arzt *Volker Fintelmann* (*1935), der sich über Jahrzehnte mit Autoimmunerkrankungen befasst hat, spricht von Verletzungsmustern durch einen Menschen, von dem man als Kind abhängig war. Wenn solche Muster nicht *durch einen Akt des Versöhnens und Verzeihens bewusst bewältigt und verarbeitet* werden, beispielsweise im Rahmen einer Psychotherapie, resultieren chronische „Wunden“, die sich im Mikrobiom als Fremdelement abbilden und das biologische Selbst zu Immunprozessen anregen, die gleichzeitig eine autoaggressive Komponente haben.[13] Daher die Kreuzimmunität gegen bestimmte Bakterien und gleichzeitig gegen körpereigenes Gewebe.

Wir wollen diese wichtigen Zusammenhänge an einem Beispiel verdeutlichen.

In der Anamnese von Patientinnen mit rheumatoider Arthritis lassen sich häufig gemeinsame Charakteristika ermitteln. Zum einen sind die Betroffenen oft bewegungsliebende, sportlich aktive Menschen, die auch einen entsprechenden Bewegungsfreiraum zu ihrer Entfaltung suchen und brauchen; zum anderen waren sie in ihrer Kindheit oft Erziehungsmethoden ausgesetzt, die eben solche Bewegungsimpulse unter Strafandrohung rigoros unterbunden haben. Das autoritär andressierte Stillsitzen beim Essen und in der Schule führt bei Kindern zu einer unbewussten, schuldbehafteten Hemmung ihrer natürlichen Bewegungsautonomie, wodurch eine chronisch stressbeladene Ambivalenz zwischen der eigentlich ersehnten Mobilität und der gleichzeitigen inneren Not entsteht, das eigene Spontanverhalten „schmerzhaft“ unterdrücken zu müssen, um die für Kinder elementar wichtige Beziehung zu Eltern oder Lehrern nicht zu gefährden. Solche chronischen

13 Volker Fintelmann: Die spirituelle Seite des Immunsystems, Stuttgart 2022, S. 191 ff.

Konflikte wirken bei Kindern konstitutiv und somatisieren sich meist erst im höheren Lebensalter in Form einer Auseinandersetzung zwischen entzündlichen Auflösungs- und sklerotischen Verhärtungstendenzen, wie sie bei der rheumatoiden Arthritis gleichzeitig vorliegen.
Die meisten Schmerzzustände im Bewegungsapparat gehen auf stressinduzierte Verspannungszustände oder auf dauerhaft unphysiologische Körperhaltungen und Bewegungsabläufe zurück.
Unsensibles und unprofessionelles Erziehungsverhalten des Lehrers, beispielsweise durch ungezügelte Cholerik, disponiert vor allem Kinder im Alter von 9–10 Jahren zu rheumatischen Erkrankungen im 40. bis 50. Lebensjahr. Dass solche Konstellationen in der Kindheit auch über die Stressphysiologie ihre Spuren im Mikrobiom hinterlassen, erscheint nur zwangsläufig und unterstreicht die Notwendigkeit der integralen Sichtweise zum Verständnis der chronischen Erkrankungen. Befragungen an 1100 ehemaligen Waldorfschülern ergaben im Vergleich zu Erwachsenen, die eine Regelschule besucht hatten, eine signifikant geringere Prävalenz von Arthrosen (-30 %), Gleichgewichtsstörungen (-45 %), Gelenk- (-40 %) und Rückenschmerzen (-20 %).[14]
Ursächlich spielen hierbei neben den reduzierten Stressfaktoren durch weniger Leistungsdruck auch besondere Unterrichtskonzepte mit Betonung der künstlerischen Betätigung – wie der Eurythmie – eine Rolle.
Die relativ neuen Erkenntnisse aus der Mikrobiomforschung und der Psychoneuroimmunologie sind in der Medizin noch nicht sehr verbreitet und führen regelhaft zu Fehleinschätzung der wirklichen Krankheitsursachen. Wie der Innsbrucker Psychoneuroimmunologe Christian Schubert betont, handelt es sich beispielsweise bei dem „Long-Covid-Syndrom" in den seltensten Fällen um eine virusbedingte, sondern um ein durch dauerhaften psychosozialen Stress, wie er durch die Corona-Maßnahmen induziert wurde, bedingtes komplexes Phänomen, das über zahlreiche epigenetische und immunologische Prozesse, die wir heute sehr detailliert nachweisen können, zu Erschöpfung und ängstlich depressiven Stimmungslagen mit einer Vielzahl somatischer Beschwerden führt.

14 https://www.waldorfschule.de/fileadmin/downloads/Blickpunkte_Reader/Blickpunkt-Nr10.pdf

Wärme und Immunfunktionen

Welche Bedeutung hat die Wärme im Hinblick auf die leibliche und seelische Gesundheit?
An der Universität Atlanta stellte man sich einmal die Frage, welche Temperatur-Verhältnisse für Tiere, insbesondere für Mäuse in medizinischen Versuchslaboren, optimal sind. Mäuse bauen ihre Nester im Erdboden normalerweise so, dass dort Temperaturen von etwas über 30 Grad herrschen, in den Labors werden sie dagegen nur bei 20 bis maximal 26 Grad gehalten. Bei der Studie wurden den Mäusen drei Aufenthaltskammern mit unterschiedlichen Temperaturen angeboten. In die normale Labor-Temperatur-Kammer ging keine einzige Maus hinein. Die gesunden Mäuse hielten sich bevorzugt in der Kammer mit 30 bis 31 Grad auf. Die krebskranken Mäuse versammelten sich alle in der Kammer, wo 38 Grad herrschten. Das beobachtet man im ganzen Tierreich, dass kranke Tiere immer die Wärme suchen, weil das offensichtlich ihre Immunfunktionen verbessert.
Fieber ist kein zu bekämpfendes Krankheitssymptom, wie das heute irrtümlich immer noch angenommen wird, sondern Ausdruck einer gesteigerten Immun-Aktivität und stellt in der gesamten Evolution ein erfolgreiches Konzept zur Krankheitsbewältigung dar; sogar Fische und Insekten entwickeln höhere Temperaturen, wenn sie krank sind. Wir können heute unmittelbar beobachten, wie bestimmte Krankheitserreger sich bei einer erhöhten Körpertemperatur nicht mehr vermehren und aufgelöst werden. Kälte-Stress, wie er bei den Labor-Mäusen vorlag, verändert das Mikrobiom und führt zu einer sogenannten Dysbiose, also zu einer Störung der Mikroben-Zusammensetzung im Darm. Dies wiederum führt zu einer Schwächung der Immunfunktionen, die entscheidend von einem gesunden Mikrobiom abhängen. Die entsprechenden Folgen der zu niedrigen Temperaturen konnte man nun bei dem Experiment zeigen. Den Mäusen wurden verschiedene Krebszell-Linien unter die Haut gespritzt und dann geschaut, ob es zu einem Tumorwachstum kam und, gegebenenfalls, wie schnell das Wachstum war und wie rasch die Metastasierungen einsetzten. Die Versuche wurden bei normalen Labor-Temperaturen (blaue Kurven) und

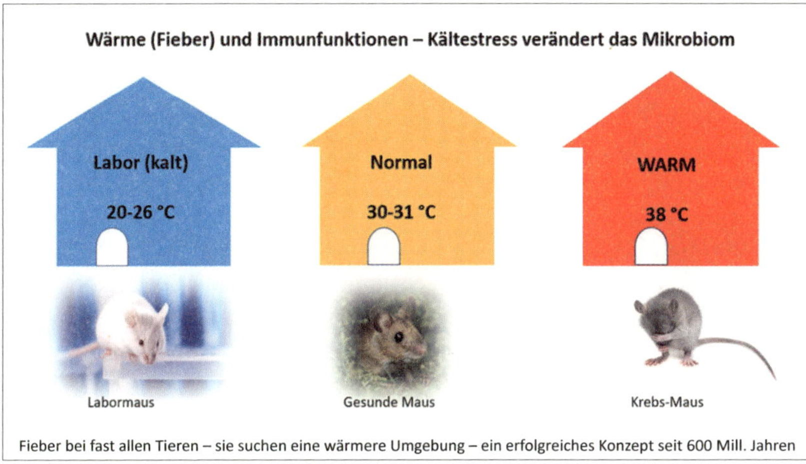

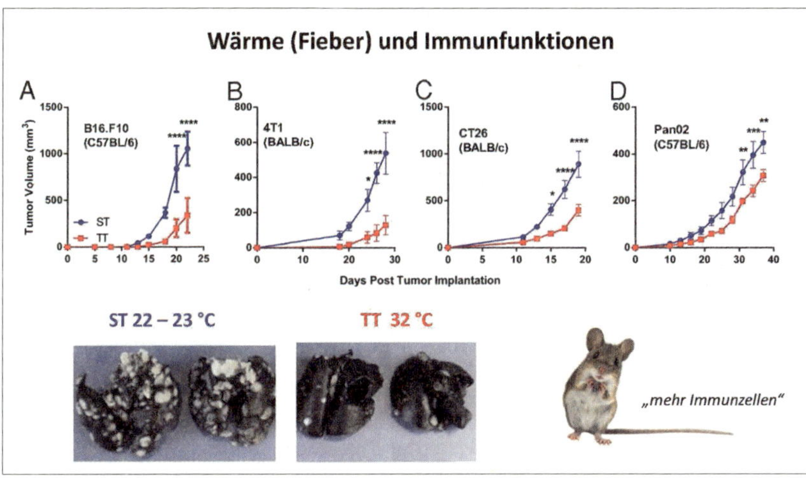

Quelle: Kokolus, K.M., Capitano, M.L., Lee, C.-T. et al.: Baseline tumor growth and immune control in laboratory mice are significantly influenced by subthermoneutral housing temperature. Proceedings of the National Academy of Sciences of the United States of America (PNAS) 2013; 110. S. 20176-20181), https://doi.org/10.1073/pnas.1304291110

bei wärmeren Verhältnissen von 32 Grad (rote Kurven) durchgeführt. Die Ergebnisse zeigten einen eindeutigen Vorteil für die Mäuse in der Wärme; bei allen Zell-Linien entwickelten sich deutlich weniger Tumore, das Wachstum war langsamer und die Metastasierung setzte seltener, später und in geringerem Ausmaß ein. Die Lungen-Metastasierung (siehe weiße Punkte auf der Abb.) war in Kälte deutlich aggressiver; bei den Tieren in der Wärme fanden sich deutlich mehr Immunzellen in der Umgebung der Tumore.

Damit wurde ein Systemfehler aufgedeckt: Weite Bereiche der auf Tierversuche gestützten onkologischen Forschung basieren auf einer falschen Grundannahme, wodurch das antitumoröse Immun-Potenzial der Mäuse weit unterschätzt und damit auch falsche wissenschaftliche Daten mit weitreichenden Konsequenzen generiert wurden.

Wärme (Fieber) und Immunfunktionen

„Die Brustkrebs-Tumorlast bei den sozial isolierten Ratten war 84-mal höher als bei den altersgleichen Kontrolltieren ohne Isolation."

Soziale Kälte **und** **Wärme**

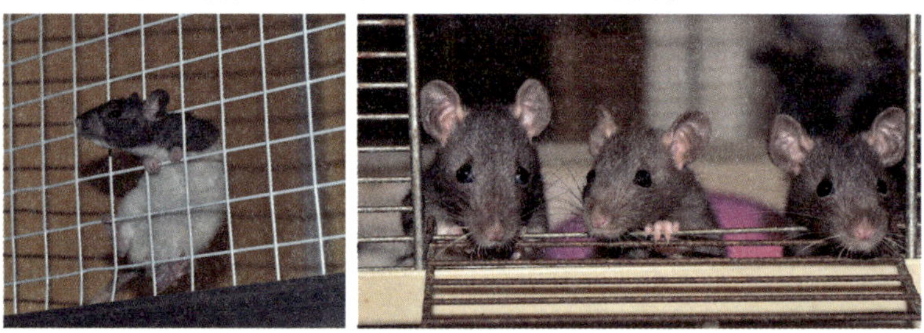

Studie USA 2017 mit 16.044 Personen, Beobachtungszeitraum 23 Jahre:

Soziale Isolation erhöht das Sterberisiko durch Krebs um 25%.

Quelle: Hermes, G.L., Delgado, B., Tretiakova, M. et al.: Social isolation dysregulates endocrine and behavioral stress while increasing malignant burden of spontaneous mammary tumors. Proceedings of the National Academy of Sciences of the United States of America (PNAS) 2009; 106. S. 22393-22398. Sowie: Spitzer, M.: Einsamkeit – die unerkannte Krankheit. München 2018, S. 151 f. Foto links: pixabay.com/sipa; Foto rechts: pixabay.com/Kapa65

Interessanterweise trifft dies nicht nur für die physikalische, sondern auch für die soziale Kälte zu. Es tritt hierbei genau derselbe Effekt ein. Wenn gesellige Ratten, die normalerweise immer in Gemeinschaft leben, isoliert werden, wachsen die Tumore genauso beschleunigt wie unter physikalischer Kälte. Dieser Zusammenhang gilt auch für Menschen: Die soziale Isolation, das ist ja die wichtige neue Erkenntnis, schwächt die Immunsysteme und erhöht damit das Risiko für Infektionen und Tumorerkrankungen. Vor 10-20 Jahren wurde die Frage nach dem Zusammenhang von Einsamkeit und dem Immunsystem des Menschen noch kaum diskutiert. Seit wir aber die Immunparameter immer differenzierter bestimmen können, zeigt sich, dass Einsamkeit einer der wirkmächtigsten krankmachenden Faktoren überhaupt ist, stärker als Alkohol, Rauchen und Fettleibigkeit. Soziale Isolation lässt das Risiko an Krebs zu sterben, um 25 % ansteigen.

Auch bezüglich der Wärme gibt uns der Sprachgenius wertvolle Verständnishilfen: wenn wir mit jemandem „warm werden" oder uns „für etwas erwärmen" oder „entzünden" können oder gar „darauf brennen", wenn wir uns „fieberhaft" mit etwas befassen oder von *„seelischer Wärme", „Herzenswärme"* und einer *„warmen Atmosphäre"* reden. In allen diesen Begriffen schwingt immer eine stärkere menschliche Ich-Präsenz mit.

Ich-Präsenz und Immunfunktionen

Wie helfen wir nun unseren Kindern, dass sie ein gesundes und robustes Immunsystem entwickeln? Wie wir gesehen haben, wirken hinter dem Gehirn und dem Immunsystem dieselben Ich-Kräfte der Weltverbundenheit. Durch Interesse, Wahrheitsliebe, Realismus und ehrliche Selbsteinschätzung regen wir auch eine gesunde Immuntätigkeit an.

Wenn wir beispielsweise die Kinder und Jugendlichen in der Schule nicht nur mit Daten und Fakten vollstopfen, die sie mehr oder weniger passiv in sich aufnehmen, sondern ihnen auch beibringen, was wir alles nicht wissen, wenn wir ihnen all die großen Geheimnisse dieser Welt und die vielen *Rätsel der Wissenschaft* näherbringen, beleben wir ihre Neugier und ihr Interesse und damit auch ihre Immunkräfte. Wenn junge Menschen ein Bewusstsein dafür entwickeln, dass es in der Welt mehr offene Fragen als Antworten gibt und dass die Welt auf ihre Jugend wartet, dann stärken wir ihre Ich-Präsenz. Sich an Idealen orientieren, gehört zur Natur von jungen Menschen. Wenn wir ihnen keinen Entwicklungsraum bieten und ihre Ideale unter einem Berg von Leistungs- und Anpassungsvorgaben ersticken, haben wir als Lehrer keinen Beitrag zur Immunstärkung geliefert. Dann weichen die Jugendlichen in digitale und virtuelle Scheinwelten aus. Wir müssen ihnen zeigen, was es alles Sinnvolles zu tun gibt, aber dazu brauchen wir auch selbst ein Ideal. Ohne eigene Zukunftsvisionen kann ein Lehrer auch keine Visionen vermitteln.

Kleinere Kinder müssen an ihren Eltern und Lehrern erleben, dass es Werte gibt, dass es eine höhere Sinnhaftigkeit in der Welt gibt, nur dadurch finden sie auch den Weg zu einem sinnvollen Leben, zu der Überzeugung, dass sie selbst in der Welt einen Sinn haben. Religiöse Erziehung ist für kleine Kinder konstitutiv, d.h. sie wirkt bis in die Organe und die Immunfunktionen hinein. Das Vertrauen in eine höhere Weisheit dämpft unsere Angstanfälligkeit und ändert messbar unsere Stressparameter, insbesondere den wichtigen Immunstimulator Oxytocin. In Iowa/USA wurden einmal 557 Menschen über sechs Jahre beobachtet und regelmäßig das Interleukin 6 (IL 6) im Blut gemessen. IL 6 ist ein wichtiger Botenstoff des Immunsystems; kurzfristig wirkt er als Aktivator der Immunabwehr, aber seine langfristige Überstimulation durch Stress, Angst, Konflikte usw. ist einer der zuverlässigsten Prädiktoren für frühzeitige Alterung, Krankheit und Tod. Bemerkenswert an der Studie war nun, dass der IL 6-Spiegel umso niedriger war, je häufiger die Menschen in die Kirche gingen. Entsprechend besser war ihre Gesundheit und desto höher ihre Lebenserwartung.[15] Der Umkehrschluss, man bräuchte nur oft genug in die Kirche zu gehen, um ein gesundes langes Leben zu haben, gilt selbstverständlich nicht, denn die salutogenetische Wirkung einer religiösen Einstellung – wobei es auch hier pathologische Formen gibt – geht von der inneren Grundhaltung aus, dass die Welt im Grunde doch sinnvoll und gut ist.

15 doi: 10.1037/0278-6133.23.5.465.

Immer wieder wird den Waldorfschulen vorgeworfen, sie seien eine Weltanschauungsschule mit einem esoterischem Hintergrund, der mit den wissenschaftlichen Erkenntnissen nicht vereinbar sei. Es wird dabei vergessen, dass das mechanistische, materielle Weltbild, wie es heute – obwohl längst widerlegt – in der Schulbildung als selbstverständliches Paradigma vorausgesetzt und gelehrt wird, aufgrund seines alleinigen Geltungsanspruchs einer Ideologie gleichkommt, die ein äußerst gefährliches Element in sich birgt. Die erschreckende Zunahme psychischer Erkrankungen und Verhaltensauffälligkeiten bei Kindern und Jugendlichen hat etwas mit der immanenten Sinnlosigkeit, die in dieser Weltanschauung zum Ausdruck kommt, zu tun. Der belgische Psychologe *Matthias Desmet* beschreibt in seinem lesenswerten Buch *„Die Psychologie des Totalitarismus"*[16], dass der Ursprung von demokratiefeindlichen, totalitären und kollektivistischen Systemen in der mechanistischen Weltanschauung seine eigentlichen Wurzeln hat. In Anlehnung an *Hannah Arendt* (1906-1975) führt die Verortung des Individuums in einer sinn- und planlos ablaufenden Maschinerie des Kosmos zu einer schleichenden „Atomisierung" des Subjekts;[17] die menschliche Seele wird zu einer mysteriösen, unerklärbaren Ausnahme in einem ansonsten toten, von den Zufälligkeiten materieller Interaktionen beherrschten Universum. Die Folgen sind Einsamkeit, Orientierungslosigkeit, frei flottierende Angst und Verfall echter sozialer Bindungen, die letztlich in Frustration und Aggression münden und damit den Nährboden für totalitäre Regime bereiten.

Weltinteresse und Immunkräfte hängen eng zusammen. Bis in mikrobiologische Details hinein haben wir im Immunsystem und in den kognitiven Leistungen eine verwandte Physiologie: Wie das Immunsystem mit einem Virus oder einem Fremdstoff umgeht, dahinter stecken dieselben Intelligenz- und Resilienz-Kräfte des Verstehen- und Verarbeiten-Wollens, wie sie im Gehirn durch Interesse wirksam werden. Bis in genetische Prozesse hinein ließe sich nachweisen, wie ähnlich Gehirn und Immunsystem arbeiten, wenn diese mit Neuem konfrontiert werden.

16 Matthias Desmet: Die Psychologie des Totalitarismus. München 2023.
17 Hannah Arendt: Elemente und Ursprünge totaler Herrschaft, Frankfurt 1955.

Ich-Präsenz → Immunfunktionen ↑	Ich-Rückzug → Immunfunktionen ↓
Eustress	**Dystress**
Beanspruchung mit positiven Gefühlen	Überforderung mit negativen Gefühlen
Willkommene Herausforderung	Angstbesetzte Bedrohung
Erhöhte Aufmerksamkeit	Konfusion
Gesteigerte Motivation	Demotivation
Leistungsfähigkeit	Schwächegefühl
Kontrollierbarkeit	Kontrollverlust, Ohnmacht
Verstehbarkeit*	Orientierungslosigkeit, Hilflosigkeit, Einsamkeit
Machbarkeit* (ausreichender Zeitrahmen)	Zeitdruck („Das schaff´ ich nicht!")
Sinnhaftigkeit*	Sinnverlust
Ich gehe mit den Problemen um	Die Probleme gehen mit mir um
Salutogenese	Pathogenese

* Verstehbarkeit, Machbarkeit und Sinnhaftigkeit ergeben nach A. Antonovski das Kohärenzgefühl.

Eine gute Erziehung im frühen Kindesalter bedeutet in erster Linie Selbsterziehung der Erzieher. Wir hatten die elementare Bedeutung einer geliebten Bezugsperson als Vorbild beschrieben. Das Immunsystem als „Biologisches Selbst" korreliert in seiner Aktivität unmittelbar mit unserer Ich-Präsenz, so viel sollte bis jetzt deutlich geworden sein. Wir können es anhand einer einfachen Zusammenstellung noch einmal verdeutlichen.

Unsere Immunfunktionen sind immer dann aktiv, wenn auch unser Ich gegenwärtig und aktiv ist. Das gilt zum Beispiel auch bei sportlicher Betätigung: Wir werden warm – bei hoher körperlicher Aktivität geht die Temperatur schnell über 38°C – und die vielen Immunparameter – wie beispielsweise die natürlichen Killerzellen – steigen an, weil wir tätig sind, uns anstrengen müssen und tiefer mit unserem Leib verbinden. Vorausgesetzt es ist nicht mit Schinderei und Qualen verbunden, kann auch Sport immunsuppressiv wirken, z.B. bei Marathon-Läufern.

An dieser Stelle müssen wir eine wichtige Zwischenbemerkung machen. Selbstverständlich gehört auch die rechte Seite auf der vorausgehenden Abbildung zum menschlichen Leben dazu. Menschliche Gesundheit lässt sich nicht nur im Sinne einer WHO-Definition als ein „Zustand des vollständigen körperlichen, geistigen und sozialen Wohlergehens"

verstehen. Es gehört zum Wesen unseres Seelenlebens, dass es ohne Tiefs keine Hochs gibt, dass wir ohne dieses „Stirb und Werde" im Sinne Goethes keine Menschen wären. Die Gesundheitswissenschaftler *Alf Trojan* und *Heiner Leggewie* haben diesen Zusammenhang im Hinblick auf die WHO-Definition folgendermaßen formuliert:
„Problematisch muss allerdings angesichts der anthropologisch unausweichlichen Bedrohung der menschlichen Existenz durch Altern, Trennung, Verlust und Tod das Leitbild des ‚umfassenden Wohlbefindens' erscheinen. Hinter dieser Vorstellung steht ein Fortschrittsglaube, dem menschliches Leiden als besiegbar gilt, eine Ideologie, die unter den Stichworten Healthismus und Fitnessgesellschaft kritisiert wird.
Leiden und Lebenskrisen sind nicht nur grundsätzlich unvermeidbar, sie bringen nicht nur eine erhöhte Anfälligkeit für körperliche und psychische Krankheiten mit sich, sondern sie stellen auch unverzichtbare Anstöße für die persönliche Entwicklung und den Erhalt der Gesundheit dar."[18]

Besonders in Zeiten, in denen die industrialisierte Medizin suggeriert, viele Leiden und Krankheiten seien lediglich ein pharmakologisch zu korrigierendes Übel, muss dieses elementare Lebensgesetz „Krise als Entwicklungsanstoß" immer wieder ins Bewusstsein gerückt werden.
Aaron Antonovsky (1923-1994) – Urheber des Salutogenese-Prinzips – formulierte drei Kriterien, die für ein gesundes Leben wesentlich sind. Die Anforderungen, die das Leben an uns stellt, müssen verstehbar, machbar und sinnvoll sein, wobei ihm das Letztgenannte am wichtigsten erschien. Das Zusammenklingen dieser drei Faktoren nannte er das Kohärenzgefühl.
Für Schule und Erziehung bedeutet dies eine am individuellen Kind orientierte Pädagogik, die sorgsam und sensibel auf die Grenze zwischen Eustress und Dystress achtet. Standardisierte Lehrziele und Leistungskriterien erfüllen diese salutogenetisch zentralen Kriterien nicht. Jüngste Reformversuche, die den Schulen statt bevormundender Gleichschaltung wieder mehr Eigenverantwortung und Gestaltungsfreiheit zusprechen wollen, gehen hier in die richtige Richtung.

18 http://ernaehrungsdenkwerkstatt.de/fileadmin/user_upload/EDWText/TextElemente/PHN-Texte/Gesundheitsfoerderung_Skript_Vorlesung_Leggewie_Trojan.pdf

Wenn wir also unsere Kinder zu eigenständigen, selbstbewussten und freien Menschen erziehen wollen, müssen wir dies ihnen auch vorleben und zeigen. Kinder lieben nicht den perfekten Vater, auch nicht die ideale Mutter oder den besten Lehrer, sondern sie lieben *ihren* Vater, *ihre* Mutter und *ihren* Lehrer als einmalige Person, als Individuum. Es ist die Authentizität, die das Kind im Vorbild sucht, nicht das gesellschaftliche Ideal, wie es von irgendjemandem als Maxime vorformuliert wird. Die menschliche Gemeinschaft lebt von ihren Individuen, nicht von Normen.

Es gibt nur ein für alle Lebensgemeinschaften gültiges Naturprinzip: *Vielfalt ist gesund.* Wie wir gesehen haben, ist bei unserem Mikrobiom eine möglichst hohe, individuelle Diversität der zuverlässigste Gesundheitsparameter. Dasselbe gilt für die Makroökologie: Gesunde und robuste Ökosysteme weisen immer eine hohe Artenvielfalt auf. Sie werden dadurch vitaler und flexibler, haben ein größeres Reaktionsspektrum auf Stress und veränderte Bedingungen und sind dadurch auch resistenter gegen Krankheitserreger. In Monokulturen verbreiten sich Parasiten viel leichter, weil überall die gleichen Bedingungen herrschen und weil das natürliche Dichteregulativ fehlt, das alle gesunden Gleichgewichte in der Natur auszeichnet. Ein Beispiel: Wenn sich an den Stellen, wo die Flüsse ins Meer fließen, durch hohen Nitrat-Eintrag und hohe Temperaturen riesige Algenteppiche bilden, dann wird dieses Zuviel durch die Natur mit Hilfe von Viren (Gigaviren), welche die Algen auflösen, wieder herunterreguliert, nach dem Prinzip „Kill the Winner". Wenn in einem gesunden Ökosystem (auch in unserem Darm) an irgendeiner Stelle zu viele Bakterien einer Art vorhanden sind, wird auch hier die gesunde Populationsdynamik mit Hilfe der Viren, den Bakteriophagen, wieder hergestellt. Das Gesetz der Homöostase, d.h. des Gesetzes der ausgewogenen Populationsdichte, gilt im Grunde für alle lebendigen Systeme, sowohl in der Mikro- wie in der Makroökologie – auch in menschlichen Gemeinschaften (was nicht mit Sozialdarwinismus und seinen Ausleseprinzipien verwechselt werden sollte). Die „Spanische Grippe" nahm ihren Ausgang im Jahr 1918 nach vier Jahren Weltkriegs-Stress in amerikanischen Militärcamps, die hoffnungslos überfüllt waren und wo die jungen Männer unter Enge, Angst, Stress und all der Verrohung und Gewalttätigkeit des

Krieges litten. Solche Zustände verstoßen – und dies wird in Zukunft immer deutlicher werden – absolut gegen die menschliche Natur. Der zunehmend differenzierte, autonome und kultivierte Mensch verkraftet die Brutalität des Krieges immer weniger, was an der wachsenden Zahl von schwer traumatisierten Soldaten zu beobachten ist. Alle Lebensformen, in denen Menschen zu Massenwesen, gar zu Herdenwesen entwertet werden, haben Seuchen und den Zusammenbruch der Immunsysteme zur Folge. In Extremfällen kommt es zur Schwächung der Atemorganisation bis hin zu einem angst- und schockbedingten Lungenödem, was damals massenhaft zu beobachten war.
Alle unnatürlichen Monokulturen werden auf Dauer krank, auch menschliche Gemeinschaften. Vitale Gesellschaften sind bunte Gesellschaften, in denen jedes Individuum die Gemeinschaft bereichert und leistungsfähiger, wie auch interessanter macht. Kollektivistische oder totalitäre Gesellschaftsformen, ob im Kleinen oder im Großen, sind auf Dauer nicht überlebensfähig, weil sie gegen das elementare Prinzip der Diversität verstoßen. Die Menschheit ist die Spezies mit der höchsten Diversität auf dieser Erde, der Reichtum der Individuen und deren Freiheit und Würde ist ihr eigentliches Lebenselixier und daher lässt sich die Freiheit dieser Wesen dauerhaft nicht unterdrücken; das hat die Geschichte zur Genüge bewiesen.

Selbstverständlich gibt es auch allgemein gültige Grundregeln, die für jede soziale Gemeinschaft notwendige Rahmenbedingung sind, aber sie sind nicht das Eigentliche. *Eine unverzichtbare Voraussetzung für ein gelungenes soziales Miteinander ist die Selbststeuerung*, die erlernt werden muss. Auch Frei-Sein muss errungen werden, und das ist anstrengend. Hierzu im Folgenden ein Beispiel, wie es der Psychotherapeut *Joachim Bauer* beschrieben hat: In der neuseeländischen Stadt Dunedin untersuchte die dortige Universität ab 1972 rund 1000 Kinder von der Geburt bis zum 32. Lebensjahr hinsichtlich ihrer Fähigkeiten zur Selbstkontrolle mit dem Ergebnis: Wenn Kinder in ihrem Elternhaus nicht früh lernten, bei der Sache zu bleiben, durchzuhalten, Aufmerksamkeit zu fokussieren, sich nicht ständig ablenken zu lassen, verzichten zu können und ihre Aufgaben planvoll anzugehen, hatten sie im Erwachsenenalter eine deutlich schlechtere Gesundheit. Zudem waren

Was beeinflusst unsere Lebensdauer?
Analyse von 3 Millionen Menschen (J. Holt-Lunstad 2017)

Gene:	**5 %**
Gesundheitsverhalten:	**20 %**
Medizinische Versorgung:	**20 %**
Soziale Unterstützung/ Beziehungen:	**55 %**

Quelle: Damir del Monte, Neurobiologe, PNI-Kongress 7. Okt 2022 „Die Macht der Berührung"

sie häufiger straffällig und drogenabhängig, hatten einen schlechten Sozialstatus und häufiger Beziehungsprobleme.[19]

Die Allgegenwart der modernen Medien mit ihren immer raffinierteren Strategien des Marketing, der Propaganda, der sublimen Verführungs- und Suggestions-Strategien, des Alarmismus, Sensationalismus und des Massen-Empörungsmanagements hält ein noch nie dagewesenes Ablenkungspotenzial bereit. Dadurch werden neue Formen des Kollektivismus möglich, auf die die seelischen und kognitiven Immunsysteme v.a. der jungen Menschen noch nicht vorbereitet sind, wie die derzeit dramatisch ansteigenden psychischen Probleme der Jugendlichen in ihrer „vernetzten Isolation"[20] zeigen. Die Immunisierung gegen die modernen Psychotechniken ist gegenwärtig wohl eine der größten pädagogischen und auch medizinischen Herausforderungen. Die Psychoneuroimmunologie liefert hierzu ein elementares Basiswissen, das dringend in die Gesundheitserziehung und pädagogische Ausbildung einfließen muss.

Auf dem genannten Innsbrucker Kongress wurde eine Meta-Analyse vorgestellt, die die Lebens- und Gesundheitsdaten von drei Millionen

19 Joachim Bauer: Selbststeuerung. Die Wiederentdeckung des freien Willens, München 2015, S. 39 ff.

20 Peter Sloterdijk: Sphären. Schäume, Sphären Bd. III, Frankfurt 2004.

Menschen umfasste. Dabei zeigte sich, dass unsere Gesundheit bzw. unsere Lebenserwartung nur zu 5 % durch die Gene bedingt ist, zu 20% durch gesundes Verhalten, 20 % durch die Medizin und 55 % (!) durch unsere sozialen Beziehungen.

Reale freundschaftliche Bindungen und Unterstützung, Vertrauen, sinnvolle und fruchtbare Kooperation und ein intaktes soziales Miteinander sind nicht nur das Wichtigste für ein menschliches Leben, sondern auch dasjenige, das uns gesund hält.

Man braucht im Grunde kein Expertenwissen zu haben, um das zu verstehen, aber durch die neueren Erkenntnisse der Psychoneuroimmunologie und auch der Mikrobiomforschung bekommen diese Aspekte eine ganz andere wissenschaftliche Basis und zeigen die begrenzte Reichweite eines biomechanistischen Krankheitsverständnisses auf.

Zusammenfassung

Unser Immunsystem ist ein lebenslang lernendes und sich entwickelndes Organ. Die Kräfte, die hinter ihm stehen, sind im Ich des Menschen und seiner Welt-Zugewandtheit zu suchen. Wir verarbeiten die Umweltwirkungen auf vier verschiedenen Ebenen, die alle wechselwirkend und durch fließende Übergänge miteinander verbunden sind: Kognition – Resilienz – Immunsystem – Verdauung. So lässt sich das Immunsystem auch als flüssiges Gehirn mit erstaunlichen Übereinstimmungen bis in zelluläre Prozesse hinein begreifen. Wenn wir das Gehirn unter dem Aspekt eines weiterentwickelten Immunorgans verstehen, das uns eine autonome seelische Binnensphäre in Form eines eigenen Bewusstseins und selbstständiger, unabhängiger Denktätigkeit ermöglicht, dann wird der Zusammenhang von Mikrobiom, Immunsystem und Gehirnentwicklung erst verständlich.

Immun-Aktivität bedeutet nicht Kampf gegen Fremdes, gegen Viren und Bakterien, sondern ist im Kontext von Wahrnehmen – Verarbeiten – Verstehen – Entwicklung zu betrachten.

Wir brauchen die Mikroorganismen wie alles andere, was wir ständig aus der Welt in uns aufnehmen, um daran zu lernen, zu reifen und uns zu entwickeln.

Abschließend wage ich einen vielleicht ungewöhnlichen Ausblick: Die Mikrobiomforschung hat in den letzten Jahren ein Paradox ans Licht gebracht: Nicht das *Vorhandensein von Viren und Bakterien im herkömmlichen Sinne, sondern ihr Fehlen* scheint die Hauptursache für viele Krankheiten zu sein, und so wird auch eine Zeit kommen, in der wir „Gesundheitserreger“ entdecken, mit denen sich die Menschen gegenseitig anstecken, wenn sie gut zusammenarbeiten.

Zum Autor:

Dr. med. Thomas Hardtmuth (*1956) ist Arzt, freier Autor und Dozent für Gesundheitsfragen. Aktuelle Buchpublikationen: Mikrobiom und Mensch, Salumed-Verlag, Berlin 2021; Verständigung – Ein medizinisch-psychologischer Dialog über natürliche Immunität, Amthorverlag, Heidenheim 2022.

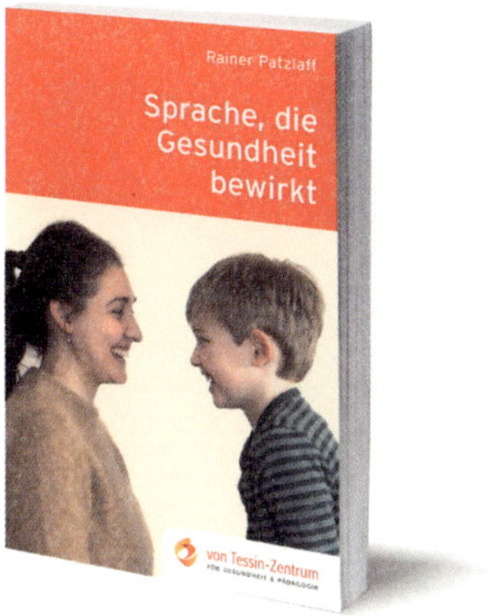

Rainer Patzlaff

Sprache, die Gesundheit bewirkt

Ein pädagogischer Impuls Rudolf Steiners im Kontext moderner Entwicklungen

Seit Jahren bemüht sich die Bildungspolitik darum, die Gesundheitsförderung im schulischen Alltag zu verankern. In dem vorliegenden Band geht es darum, auch die Bedeutung der Sprache als einen entscheidenden Gesundheitsfaktor darzustellen. Der Autor stützt sich dabei auf die neuere medizinisch-psychologische und therapeutische Praxis, in der der gesprochenen Sprache bereits eine hohe Bedeutung für die Förderung der Gesundheit beigemessen wird. Die dargestellten Erkenntnisse machen Mut zur Intensivierung von Sprachpflege und künstlerischer Sprachbildung in der Pädagogik. Angesichts der zunehmenden Präsenz von digitaler Sprache, insbesondere von Chatbots, ist dies eine hochaktuelle Herausforderung.

120 Seiten, kartoniert, ISBN 978-3-7235-1719-2

VERLAG AM GOETHEANUM